Ⓢ新潮新書

眞先敏弘
MASAKI Toshihiro

酒乱になる人、ならない人

はじめに

人類と酒の付き合いは文明とともにはじまり、今にいたるまで切っても切れない関係が続いています。わが国でも冠婚葬祭に酒はつきものであり、アメリカなどは国民への酒害を憂慮して禁酒法のような法律まで作りましたが、酒を人々から引き離すことは全く不可能でした。

古今東西の教養書を繙《ひもと》けば、本邦の『言志晩録』には「人主《じんしゅ》、飲《いん》を好むは太《はなは》だ害あり……」とあり、ベンジャミン・フランクリンは「酔うまで飲むなかれ」ということを守るべき徳目の筆頭に挙げていました。カール・ヒルティに至っては「なおいっそう下らないのは、飲食に対する過度のたのしみであり、ことに世間にひろがっているアルコールの習慣的奴隷になり下がる風習である。毎日『おれのビール』をきまった時間に飲まずにいられぬ人間は、せいぜい俗物であり、そうした性格の者も高貴な人のうちに数えるわけにいかない」となります。

このように過去の賢者らがたしなめているのは、如何に人間が酒に溺れやすいかという事実の反映でもあろうかと思います。かくして人間の酒好きは昔も今も変わることなく、世の中に酒に関する蘊蓄《うんちく》本はあふれていますし、アルコール依存症についての医学書も少なからず出版されてきました。

しかし、日常的に経験する酒による「酔い」やいわゆる「酒乱」などについて科学的な見地から一般読者諸氏を対象として分かりやすく解説した本は、少数のものをのぞけば今まであまり書かれたことがなかったのではないかと思います。

アルコールの人間への薬理作用についての医学的研究もかなり古い歴史があります。しかしながら、医学が人間の体の中で起こっている現象の本質に肉薄し始めたのは、1950年代のワトソンとクリックによる遺伝子の二重らせん構造の発見を端緒として、爆発的に発展した分子生物学の力を利用し始めてからのことであり、それはほんのここ数十年のことです。そして、現代医学の最大の標的である癌やアルツハイマー病などの神経難病の原因の解明において革新的な進歩をもたらしている立役者がこの分子生物学なのです。アルコールの研究についても同様のことが当てはまります。すなわち、アルコールの脳への薬理作用について分子生物学の言葉で語れるようになったのはごく最近のことであり、今後何十年かの間におそらくこの分野においても爆発的な進歩が起こるであろうと私は考えています。本書では特にこの分子生物学の立場から「酒乱の科学」に迫っていきたいと考えています。

私は1985年に医者になって以来20年弱の間、神経内科の専門医として脳神経疾患の患者さんの診療に携わって参りました。その一方で脳神経疾患の原因をつきとめるための研究にも携わり、この20年間の脳神経疾患の分野における分子生物学的研究のめざましい進歩を目の当たりにして参りました。遺伝性筋ジストロフィー症や家族性アルツハイマー病の原因遺伝子の発見はその最たるものでした。2000年からはアルコール医療のメッカと呼ばれる国立療養所久里浜病院においてアルコール依存症の患者さんの脳神経系合併症の診療に取り組んでいます。

国立療養所久里浜病院は河野裕明前院長やなだいなだ氏などの尽力により、1963年に日本で唯一のアルコール依存症の専門病棟を開設して以来、アルコール依存症患者の治療において日本をリードしてきた病院です。この久里浜病院でアルコール依存症に苦しむ患者さんを常に目の当たりにし、同時にアルコールの脳神経組織に対する毒性のメカニズムを解明するべく研究にも取り組んでおりますので、酒の害についてはあくまで厳正に追求しなければならないという考えは持っています。飲み方によっては酒が人間に計り知れない弊害をもたらすということは明白な事実であり、本書の中でも読者が知っておくべき知識として強調していきたいと思っています。

ただしその一方で正直にいうと、私はいわゆる「宴会」は決して嫌いな方ではなく、もし世の中に酒や宴会がなかったとしたらどう思うかと聞かれたら、「それは寂しいことですね」と答えてしまうタイプの人間です。このように私は酒の効用について認めることにも決してやぶさかではありません。

本書においてはこのような見地から、読者諸氏に上手に酒と付き合っていただくための基本的な知識として、私たちが日常的に経験する酒によって引き起こされる諸現象についてできるだけ科学的に解説しようと試みました。また前述したようにアルコール医学の領域はもはやかつてそうであったような退屈な無味乾燥の分野ではなく、世界的にみて日進月歩の大変スリリングな進歩のみられる分野となっています。現役の研究者としてそのようなホットな科学の現場の雰囲気もできるだけお伝えすることで医師や医学生を含めた医療関係者にも十分読むに耐える内容にしたつもりです。本書を通じて読者諸氏が酒のもたらす諸現象についての正しい科学的知識を得ることにより、少しでも良い酒とのつきあいを続けていく一助となれば筆者にとってこれほどの幸甚はありません。

酒乱になる人、ならない人／目次

6　アルコール依存症　98

7　酒乱——その大脳生理学的解釈　128

Ｉ　あなたのアルコール依存度は？

日本のアルコール問題

さてはじめに我が国の抱えるアルコール問題について概観しておきたいと思います。

日本においてかつてアルコールは中年男性が飲むものというイメージがありましたが、20年ほど前から主婦やＯＬに飲酒層が広がり、10年ほど前から定年退職後の高齢者の飲酒や逆に中高校生などの青少年の飲酒が社会的な問題になりつつあります。先進国においてはここ十数年来、アルコール消費量が減少傾向を示しているのに反して、唯一日本だけが増加傾向を示し、１９９３年ころよりようやく横ばいの状態となりました。１９８７年の時点ですでに一日平均エタノール（酒の主成分）１５０ミリリットル（日本酒にして5合）以上の大量飲酒者は２３０〜２５０万人と推計されています。

あとで触れますがアルコール乱用者は肝臓病ほかの多くの病気を併発するのと関連して、１９８７年における飲酒に起因する社会的な費用総額は６兆６０００億円に達し、同年の酒税総収入の約３倍強にあたる膨大な経済損失を招いています。恐らくこの損失は現在では10兆円を超えるものと推定されます。

このような現状を鑑《かんが》みても、どのように酒と付き合ってゆくのかということを主題とする本書のような啓蒙《けいもう》書は極めて重要な責任を負っていると自負しています。ただし私自身はこれだけ酒好きな日本人に禁酒をすすめる本を書いても、まず実質的な効果は期待できないだろうと考えます。しかし世界各国の国民を比較したときに、飲酒量とアルコールに起因する問題の頻度は必ずしも比例しないというデータからみても、アルコールについての正しい知識や適正な飲酒方法の推奨によってアルコール問題を大幅に減らすことはできるのではないかと思っています。そしてその際重要なのは、日本社会において飲酒についての一定の考え方というかモラルというか、そういったものを作っていくことではないかと考えています。このことはまた後で触れることとして一つのエピソードから入っていきましょう。

小説よりも奇な世界

アルコール性幻覚症、ブラックアウトなどアルコール依存症の患者さん一人一人の酒にまつわるエピソードは、まさに「事実は小説よりも奇なり」という言葉を地でいくものであり、それだけで十分一冊の本が書けてしまいます。

たとえば次のような「狐《きつね》憑き」になったアルコール性幻覚症の話があります。これはずいぶん昔の話でもう時効になっていると思いますのでお話ししてもよいでしょう。伊豆の旅館の番頭をしていた人ですが、もともと大酒飲みで仕事をしながらもちょこちょこ飲んでいたそうです。年も押しつまった大晦日かその前の日のことです。突然部屋の中にキツネが見えたそうです。それも一匹だけではなく何匹もいて自分の回りを飛び跳ねています。そのうちそのキツネたちは部屋の中から雪の積もっている家の外へ出ていきます。その番頭さんはなぜかそのキツネたちが自分を呼んでいるように感じたのでしょう、そのキツネにつられて雪の中へ出ていきました。それでもキツネはどんどん道路に沿って移動していきます。番頭さんもその後を追いかけて行きました。どのくらい歩いたか知りませんが、気がつくと天城山の中腹にある神社にいました。キツネはやはり灯籠の後ろに隠れて、おいでおいでをしているように見えたそうです。二つある灯籠の一つの方へ歩いて行くと、今度はもう一つの灯籠からキツネがおいでおいでをしています。ふと気がつくとまたキツネは道路に沿って移動していきます。番頭さんはそのキツネをどこまでも追いかけていったのです。どうもその後電車に乗ったらしいのですが、その番頭さんは一週間後川崎で見つかり、不審人物として警察に連れていかれたそうです。本人によればまだそのときもキツネを追いかけていたらしいのですが、その後医師が診察してどうもアルコール性幻覚症らしいことが判明し、久里浜病院に連れてこられたというわけです。

このようにアルコール性幻覚症もひどいものになると一週間を超える期間の間、幻覚が続くことがあります。この患者さんによるとキツネはぼんやりと見えていたものではなく非常に鮮明に見えていたといいます。このように非常に明瞭な視覚的な幻覚がアルコールによる幻覚の特徴です。

アルコール依存症になるとどうしても酒が止《や》められなくなってしまいます。ある一流企業の社員で優秀な人だったのですが、アルコール依存症になって半年近く仕事中に酒を飲み続けた人がいます。しかしどうやって仕事中に酒を飲み続けることができたのでしょうか？　その人はどうしても仕事中に人に見つからないで酒を飲みたかったのでしょう。もちろん見つかればクビになることは覚悟しなければなりません。そこで大福餅を大量に買い込み、その中に注射器を使ってウイスキーを注入する方法を考えました。そして会社へ行くと一時間置きにトイレに行って大福餅に仕込んだウイスキーを飲んでいたのでした。しかしそんなことが長く続くわけがありません。どうも息が酒臭いことに同僚が気付き、あえなく久里浜病院行きとなったのでした。酒の飲み過ぎによる部分的な記憶喪失をブラックアウトと言いますが、この人もひどいブラックアウトがありました。一週間の間に起きたことを全く思い出すことができなかったことがあったそうです。しかしこの患者さんはその後、いろいろなホテルの勘定書きが自分のポケットに入っているのに気付き、その一週間の間、自分がいくつかのホテルを渡り歩いて宿泊していたのを知ったということです。

このブラックアウトの話も尽きることがありません。患者さんで一見いたってまじめそうな方で、普段もあまり飲まないのですが、月に一回だけ必ず大酒を飲み、そのときに必ずといっていいほど問題を起こす人がいました。この人は要するに酒が入ると突然粗暴な性格に変わってしまって、カラミ癖がある、そう、この本の題名にあるいわゆる「酒乱」でした。大酒を飲むと必ず暴言を吐き、知人と喧嘩をするということを繰り返すのですが、酔いが覚めると何も覚えていないのです。ただし、しばしば顔などにアザができているのでまた喧嘩したなと気付くらしいのです。その患者さんが本当に懲りて酒を止めようと決心し、久里浜病院にきたのは次のようなことがあったからでした。

その日の夜、彼はいつものごとく大酒を飲み、新宿かどこかのガード下の飲み屋である韓国人と意気投合したところまでは良かったのですが、その後いつもの癖で喧嘩になってしまったらしいのです。大久保の韓国人街へ連れて行かれ、包丁だか日本刀だかを自分の胸につきつけられて脅されているときからは記憶があったということです。実際、何箇所か胸に傷をつけられていたらしいのです。このことがあって久里浜病院へ来たわけです。ブラックアウトにまつわる逸話は枚挙にいとまがないわけですが、ブラックアウトで困るのはある時点からの記憶はあるので、そのときに自分がなぜそういうことをしているのかが分からないということのようです。女性の下着が掛かっているもの干し竿をかついでいるのをその家の主婦に見つかった瞬間から記憶が回復した人もいますし、全く知らない人の家に上がり込んでいるそのときから記憶がある人もいます。いずれのケースも警察の厄介になったようです。傍で聞いていると面白いのですが、患者さんにとっては人生の転落の中のエピソードでもあり、全く笑い話にもならないというのが真実です。

アルコール依存度

さて本書ではこのような患者さんのエピソードを書くのが目的ではなく、如何にこうした失敗をすることなく酒と上手に付き合って行くかを、科学的に皆さんと考えていきましょう、ということを趣旨としています。そしてこの本をお読みいただくにあたって一つお願いしたいことがあります。それは久里浜病院で作られた久里浜式アルコール依存症スクリーニングテスト（KAST）をやってみていただきたいということです（表1）。このテストは前院長である河野裕明氏が中心となって作られたものであり、アルコール依存症者およびアルコール問題のない首都圏の一般人合計1000人近くのアンケート調査により問題飲酒者と非問題飲酒者をうまく振り分けられるようにしたテストです。と言いますのは、この本を書くにあたって私は、アルコール依存症ではない方々を専ら対象としたという事実があります。もしアルコール依存症の患者さんを対象にして書いたのであれば全く異なった内容になったと思います。このあたりにアルコール依存症という病気の非常に微妙な点があるのですが、そこで僭越《せんえつ》ながらまず皆さんのアルコール依存度をこのテストで知っていただきたいのです。

テストのやり方は簡単です。表の質問に対し、過去6カ月間を振り返って自分に当てはまる答えのところの点数を足していけばいいのです。ではやってみてください。

さて皆さんの点数はいくらになりましたか？　0点以上が問題飲酒者、2・0点以上が重篤《じゅうとく》問題飲酒者です。

ではここでお願いがあります。まず強くお願いしたいのは、2・0点以上になった方はアルコール依存症である可能性があります。この本を読んだ上で、即刻精神科医にご相談ください。後に述べますが、アルコール依存症の患者さんの治療は断酒以外にはあ

表1　久里浜式アルコール依存症スクリーニングテスト

KAST (Kurihama Alcoholism Screening Test)

	最近6カ月の間に次のようなことがありましたか	回答	点数
1	酒が原因で、大切な人（家族や友人）との人間関係にひびがはいったことがある。	ある ない	3.7 -1.1
2	せめて今日だけは酒を飲むまいと思っても、つい飲んでしまうことが多い。	あてはまる あてはまらない	3.2 -1.1
3	周囲の人（家族、友人、上役など）から大酒飲みと非難されたことがある。	ある ない	2.3 -0.8
4	適量でやめようと思っても、つい酔いつぶれるまで飲んでしまう。	あてはまる あてはまらない	2.2 -0.7
5	酒を飲んだ翌朝に、前夜のことをところどころ思い出せないことがしばしばある。	あてはまる あてはまらない	2.1 -0.7
6	休日には、ほとんどいつも朝から酒を飲む。	あてはまる あてはまらない	1.7 -0.4

7	二日酔いで仕事を休んだり、大事な約束を守らなかったりしたことがときどきある。	あてはまる あてはまらない	1.5 -0.5
8	糖尿病、肝臓病、または心臓病と診断されたり、その治療を受けたことがある。	ある ない	1.2 -0.2
9	酒がきれたときに、汗が出たり、手がふるえたり、いらいらや不眠など苦しむことがある。	ある ない	0.8 -0.2
10	商売や仕事上の必要で飲む。	よくある ときどきある めったにない	0.7 0 -0.2
11	酒を飲まないと寝つけないことが多い。	あてはまる あてはまらない	0.7 -0.1
12	ほとんど毎日3合以上の晩酌（ウイスキーなら1／4本以上、ビールなら大びん3本以上）している。	あてはまる あてはまらない	0.6 -0.1
13	酒の上の失敗で警察のやっかいになったことがある。	ある ない	0.5 0
14	酔うといつも怒りっぽくなる。	あてはまる あてはまらない	0.1 0

りえないというのが現代医学の常識です。適当にうまく酒と付き合っていくという道はありません。この辺の事情はなだいなだ氏が次のようにうまく言い表しています。「アルコール依存症とはアレルギーによく似ている。たとえば卵アレルギーを持っている人は、一生卵を食べることはできない。一口でも卵を口にすればたちまち体の具合がおかしくなってしまう。これと同じでアルコール依存症患者は一生の間、一口たりともアルコールを飲んではならない。」この理由については後で触れたいと思いますが、そのように思っていただいて間違いありません。

次に0〜2・0点の間の問題飲酒者であった方ですが、アルコール依存症の初期段階にある可能性があります。できれば一度精神科医の指導を受けてください。このレベルの方々は自らの抱える飲酒問題について最も自覚が足りず、かつ自覚しにくい状態にあるというデータがあります。しかし本書の読者はこのレベルの方が最も多いのかもしれません。したがって本書はこのレベルの方々を主な対象として考慮していますが、どうか危機感を持って本書をお読みください。特に本書の「アルコール依存症」の章を注意深くお読みになるようおすすめします。

そして最後に合計点がマイナス（0点以下）であったあなた、この本の読者としては少数派だと推定しますが、あなたの酒との付き合い方に問題はないと考えられます。皮肉にも私が安心して本書をおすすめできるのはあなただけです。教養を深めるくらいのつもりで気楽にお読みいただければ幸いです。

2　エタノールの吸収と代謝

アルコールとエタノール

嗜好品としての酒の主成分はアルコールの中でもエタノールという物質です。ついでながら言いますと一般にアルコールとは炭水化物に水酸基が結合した化合物（CxHy-OH：x, yは整数）の総称です。エタノールはアルコールの中の一種であり、C_2H_5OHという化学構造を持っています（図1）。ちなみにこれより少し小さな分子量を持ったメタノール（CH_3OH）はエタノールに比べて体内で分解されにくいためもあって毒性が強く、少量で失明などの中毒症状を示すことがよく知られています。

世間一般にはアルコールはエタノールと同意義に用いられていますが、上記のように酒の主成分を表す言葉としてはアルコールよりもエタノールの方がより的確です。本書

図1　アルコール代謝経路

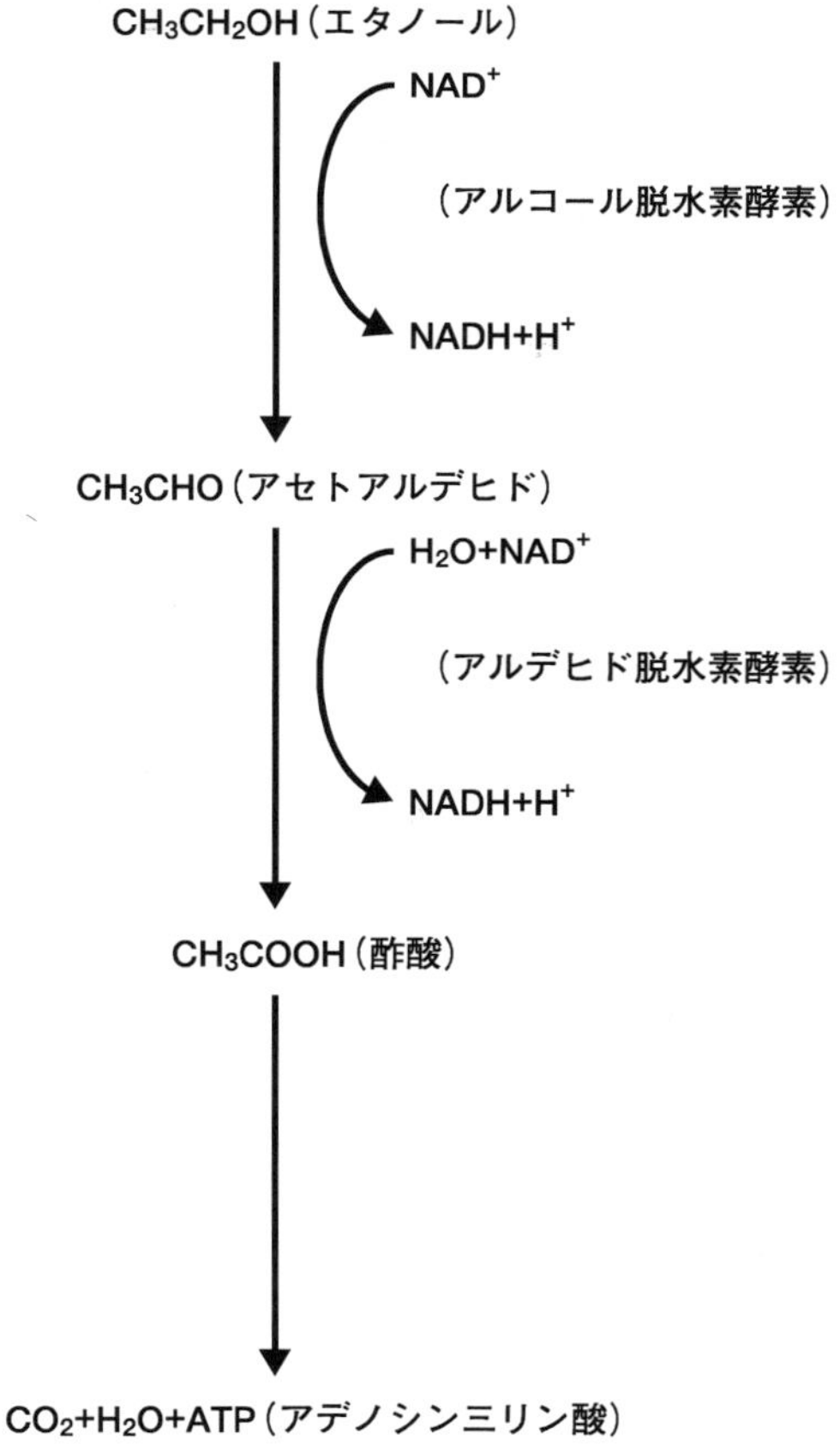

においてもこのアルコールとエタノールの意味の違いをある程度意識しながら使い分けていますので、そのつもりで読んでください。

エタノールの吸収

酒を飲んだときにこのエタノールがどこから吸収されるかご存じでしょうか？　ビールは最初の一杯が一番うまいという人は多いですね。特に盛夏のビヤガーデンで飲む大ジョッキの最初の一杯は、自分はこのために生きているのだと思ってしまうくらいうまいものです。これはのどの渇きということもありますが、エタノールが最初に胃粘膜に達したときの胃の腑にしみわたる快感とも関連したものですね。こうしたことからエタノールは主に胃から吸収されると考える人が多いかもしれません。しかしながら実はエタノールの主たる吸収部位は小腸なのです。すなわち消化管各部位のエタノールの吸収速度は小腸＞胃＞大腸＞口腔の順に速く、通常エタノール摂取後1、2時間で70％のエタノールが小腸で、残りの30％が胃で吸収されるとされています。

とはいえ、胃はエタノール吸収速度に大きく影響している点で重要です。すなわち胃はエタノールを一時胃内に貯留することにより、主たる吸収部位である小腸にエタノールが到達するのを遅らせる働きをしています。このような胃の働きを如実に表わしているのは胃癌などの病気で胃を切った方に現われる現象です。すなわち胃切除を受けた方が酒を飲むと胃切除前に比べてエタノールがより速やかに小腸から吸収されるため、血中エタノール濃度の上昇が速く、そのピークも高くなります。胃を切った方はアルコール依存症になりやすいことが国立療養所久里浜病院での研究により明らかになっていますが、これは胃切除に起因する急速な血中エタノール濃度の上昇がより強い酩酊《めいてい》を引き起こすためと考えられます。つまり、胃は私たちの体をエタノールの持つ中毒作用や依存形成作用から守ってくれていると言ってもよいと思います。そして胃の大きさや形は人によってかなりの違いがあります。このことがエタノールの吸収速度が個人個人で相当に異なる原因の一つとなっています。

もう一つよく知られているのは胃内食物の有無の影響です。胃の中に食物のない空腹時にはエタノール吸収速度が速くなることが分かっています。特に脂肪を多く含む食べ物はアルコールの吸収を遅らせます。空腹時に酒が回りやすい、悪酔いしやすいといったことは経験的に知っていることですが、これはエタノール吸収速度の上昇に関連した現象なのです。

さらにはアルコール飲料自体のアルコール濃度については、高ければ高いほど吸収が速くなります。ただし非常に高いアルコール濃度の酒は胃の排出機能を抑制し結果的に吸収が遅くなることもあります。

飲酒後の運転

アルコール吸収速度の遅い人は酒に酔いにくく、恐らくはアルコール依存症にもなりにくいという利点を持っている反面、飲酒後、自動車の運転までには相当の時間を置く必要があります。満腹状態などの吸収速度を遅らせる条件がそろった場合、飲酒後数時間たっても運転可能と法律で定められた血中アルコール濃度を上回っていることがあり得ます。また実のところ、人間の判断力を鈍らせるアルコールの働きは単に血中アルコール濃度のみで決まるものではなく、アルコール濃度が低下した後でも判断力の低下が続くという研究データもあります。こうしたことから何らかの飲酒をしたらその日一日は運転はしないというのが無難だと思います。

体内への分布

吸収されたエタノールはまず血液の中に入り、体内のすべての組織・臓器の特に水分の中に均等に分布すると考えられています。人間の体重の大体70％くらいが水分であり、後に述べるように若干の男女差はありますが、それほど大きな個人差はありません。ということは当然のことながら体の大きい人ほど体内の水分量が多いため、それだけ酒に酔いにくいということになります。お相撲さんのような体の大きな人が酔いにくいのはこのためです。白人も酒に強い人が多いなという印象がありますが、これは遺伝的なものに加えて単純に体が大きいということも理由の一つです。

また体内の水分量の差は飲酒時の血中エタノール濃度の男女差の原因と考えられています。すなわち女性は男性よりも体内に脂肪を多く含む関係で体内の総水分量が少ないので、同じ体重の人が同じ量のエタノールを飲んだときには女性の方が血中エタノール濃度は高くなる傾向が出てきます。

一方、恐らく水分中への分布よりはずいぶん遅いと思われますが、エタノールは脂質の中にも分布していきます。これは脂質を主成分とする生体膜をも容易に通過する脂溶性という性質によるものです。ここでいう生体膜とはすべての細胞の回りを囲う細胞膜を指します。したがってエタノールは体内のすべての細胞内に容易に入っていき、さまざまな薬理作用を発揮すると考えられます。

脳への分布

本書の焦点がエタノールの大脳への薬理作用であることはこのあとの章をお読みになることにより徐々にお分かりいただけると思いますが、ここで脳組織へのエタノール分布について少し言及しておきましょう。脳にある神経細胞も他の臓器にある細胞と同じく細胞膜を持っていますから、エタノールは神経細胞の中へも容易に入っていきます。このエタノールの神経細胞への作用が「酩酊」をもたらすことは後に詳述しますが、通常、脳には脳血液関門といって血液中に含まれる物質が自由に脳内に入っていかないようにする仕組があります。神経細胞の回りに星状膠細胞《せいじょうこうさいぼう》という細胞があります。この細胞は神経細胞の保護をしたり、その機能を助けたりといった役割を果たしており、神経細胞の世話係といったらいいのか、秘書といった方がいいのか分かりませんが、とにかくそういったような役回りの細胞です。脳血液関門は実はこの星状膠細胞によって作られているバリアーなのですが、エタノールはこの星状膠細胞の細胞膜をも通過するため、このバリアーとしての働きはエタノールに対しては無力です。実際、ごく最近になってある特殊な方法を使って飲酒時の脳の中のエタノール濃度を測定したところ、血中濃度とほとんど同じであったというデータがある学会で発表されました。このデータはエタノールが血液中から脳内へ極めて迅速に移行していくという事実を示しています。おそらく脳血液関門が脳にとって毒性のある物質を排除するための防御機構であることを考えると、エタノールにはこの防御機構が無効であるために酩酊という特殊な現象を引き起こすのであるとも言うことができるでしょう。

またエタノールの分解産物であるアセトアルデヒドは、体にとって大変危険な物質です。アセトアルデヒドは化学式で書くとCH_3CHOという物質ですが、飲酒時に体内でエタノールが分解するときに生成し、アルデヒド脱水素酵素（aldehyde dehydrogenase：ALDH）の働きでさらに酢酸へと分解されます（図1）。このアセトアルデヒドは体のさまざまな臓器に有害な作用を及ぼします。脳血液関門によってある程度はアセトアルデヒドが脳の中に入っていくことを防ぐことができますが、ある一定の濃度を超えるとそれが防ぎきれなくなってしまいます。たとえばラットでは血中エタノール濃度が100mg／dℓを超えると脳の中にアセトアルデヒドが入っていくというデータがあります。この100mg／dℓという濃度はヒトではほろ酔い程度の酩酊度にあたりますから（表2）、決してそれほど高い濃度ではありません。そして脳の中にアセトアルデヒドが入っていくことは神経細胞にとって相当のストレスになると考えられ、理論的には神経細胞が死んでしまう恐れすらあります。深酒が脳に悪いというのはこういった理由もあるのです。

エタノールの代謝

代謝という言葉はよく聞く言葉かもしれません。生物学者は体の中で起こっている化学反応を総称して代謝と言っていますが、ここでいうエタノール代謝とは吸収されたエ

表2　血中アルコール濃度と臨床症状

血中アルコール濃度	区分	臨床症状
0.02〜0.04%	微酔爽快期	気分さわやか　活発な態度
0.05〜0.10%	ほろ酔い初期	ほろ酔い気分。脈拍数、呼吸数が早くなる。話はなめらかになり、抑制がとれる。
0.11〜0.15%	ほろ酔い極期	気が大きくなり、自己抑制がとれる。立てばふらつく。
0.16〜0.30%	酩酊極期	運動障害が出現する。まともに歩けない（千鳥足）。呼吸促拍、嘔気、嘔吐。
0.31〜0.40%	泥酔期	歩行困難。転倒すると起きあがれない。意識混濁、言語支離滅裂。
0.41〜0.50%	昏睡期	昏睡状態。糞便失禁。呼吸麻痺をきたし死亡する危険大。

タノールを体内で酸化分解して酢酸に変える過程を指しています。酢酸は最終的に二酸化炭素と水まで分解されます（図1）。生化学的に重要な点はこの過程が単なるエタノールの分解過程ではなく、エネルギーを産生するという点です。ただしこのエネルギー産生の大部分は熱産生に消費され、生体に必要な栄養素の合成には用いられないため、エネルギー源としては非効率であると考えられています。酒を飲むと体が温まるのはこのせいでもあります。

ただし誤解しないでいただきたいのは、だからといって寒い場所で酒を飲んでいいということにはならないということです。なぜなら、酒を飲むと体の血管が拡張します。皮膚の血管も例外ではありません。したがって寒い場所で飲酒すると体内で熱の産生が高まる以上に皮膚からの熱の放出が増大し、結果的には体温が下がってしまう場合があります。酒を飲んで寝てしまうとよく風邪を引くのはこのせいもあるのでしょう。またシベリアなど酷寒の地域では体を温めたいせいかウオッカなどの強い酒が好まれています。シベリアではみんなで集まって酒を飲むと一人一人が思い思いの挨拶をし、一人の挨拶が終わる毎にグラス一杯のウオッカをあけるという習慣もあるそうです。しかしこれほど酒好きなシベリアの人たちでも戸外では決して飲酒しないということです。なぜならそうした極寒の場で飲酒するとたちまち体温が下がって凍死してしまうからです。

また酒を飲むと太ると思うかもしれませんが、それはエタノールそのもののカロリーによるものではなく、エタノールによる食欲増進作用やもともと酒に含まれる糖質などの栄養素が関連していると考えられます。実際アルコール依存症の患者さんのように大量のエタノールを長期にわたって飲む人はだいたいやせてきます。これはいくつかの理由があります。エタノールがエネルギーとしてもともと非効率的であるのに加えて、肝細胞の中のエネルギーを作り出す原動力となっているミトコンドリア自体が障害されることにより、エネルギーが作れなくなってしまうという可能性が推定されています。加えて大酒家は飲みだすとつまみを食べなくなる人が多いのです。大酒家がなぜ食べなくなるかという理由はよく分かっていません。食べることに比べて酒を飲むことの方がずっと楽しいので食べなくなるのかもしれませんが、一つ明らかなのは飲みすぎによって胃腸が障害されてしまうという理由があります。特にアルコール依存症の患者さんで連続飲酒発作といってどうしても飲酒が止まらなくなってしまうことがしばしばありますが、このときはものを食べないという段階を越えて食べることができないという段階に入っています。これはエタノールによって胃腸が障害されてしまうため、吐き気や食欲不振などの症状が出てくるからなのです。

エタノールを分解する酵素

さて、もう少し専門的な話に入っていきたいと思います。吸収されたエタノールは体内に分布したのち、最終的には大部分が肝臓によって分解されます。この分解過程の主役がアルコール脱水素酵素（alcohol dehydrogenase：ADH）とアルデヒド脱水素酵素です（図1）。酵素とは生体内の化学反応を迅速に進める触媒の働きをするたんぱく質の総称です。この二つの酵素の働きでエタノールは肝臓内で迅速に酢酸へと分解されます。すなわち、図1に示したようにエタノールからアセトアルデヒドへの分解反応を進めるのがアルコール脱水素酵素、アセトアルデヒドから酢酸への分解反応を進めるのがアルデヒド脱水素酵素ということになります。これらの反応の際にNAD＋がNADHに変化する反応が同時に起こります。NAD＋とはニコチン酸を主成分とする、体内でとても重要な働きをしている物質です。

アセトアルデヒド

エタノールの多飲によって体内のNAD＋はどんどん消費されて少なくなっていきます。するとNAD＋は肝細胞におけるさまざまな代謝に関与しているため、NAD＋の減少はその代謝を乱す原因となります。これに加えてエタノール分解の過程で生じるアセトアルデヒドは強い毒性を持っています。たとえばラットに服用させたときのLD50（飲んだ動物のうち50％が死に至る薬の量）を測定しますと、エタノールに比較してアセトアルデヒドは10倍の毒性を持っているといいます。この毒性は、アセトアルデヒドが体内の重要な酵素やたんぱく質が持っているアミノ基や水酸基やSH基などと反応することによって、これらの酵素やたんぱく質の性質を変えてしまう働きからきています。こうしたことがアルコール多飲によって生じる肝障害をはじめとした臓器疾患の原因の一つになるわけです。

訓練によって強くなった酒

エタノールを分解するもう一つの酵素としてチトクロームＰ－４５０と呼ばれる酵素があります。この酵素は別名を肝ミクロソームエタノール酸化酵素系（microsomal ethanol-oxidizing system：MEOS）ともいいますが、アルコールの常習によって働きが活発になることが分かっています。たとえば、全く酒を飲めなかった人が毎日酒を飲んでいるうちにだんだん飲めるようになってくるというのは、この酵素の働きによると考えられています。サラリーマンで営業などの仕事をしている人は接待で酒が飲めなければ仕事にならないとよく言います。中にはもともと飲めないのに頑張って飲んでいるうちに飲めるようになったという方も多いかと思います。この、酒に強くなる現象が今言ったチトクロームＰ－４５０の働きによっているわけですが、チトクロームＰ－４５０の働きが上がることは体にとっては実は大変危険なことなのです。なぜならＰ－４５０によってエタノールはやはりアセトアルデヒドへと分解されてしまうからです。すなわち、酒に強くなるということは体内でのアセトアルデヒドの生成もまた増えてしまうことを意味します。特にいわゆる「下戸」遺伝子を持っている人では大変危険です。これについては後でゆっくり述べることにします。

アルコールクランプ法

さて、エタノールの吸収と吸収された後のエタノールの行方について話してきました。しかし、体内に吸収された後のエタノールの代謝については、まだまだよく分かっていないことがたくさんあります。たとえば、アルコール脱水素酵素とアルデヒド脱水素酵素は個人個人でその活性の強さがかなり異なっています。この活性の個人差が酒の強さを決めていることは後で詳しく触れますが、実際はこの活性の強さというのはあくまで試験管の中で測定されたものであって、ヒトの体内でも試験管の中での活性がそのまま反映されるかどうかということはよく分かっていません。また先ほど出てきたMEOSが実際のところ、アルコールの分解にどの程度関与しているのか、あるいは酒の強さの個人差を決める最も重要な因子は何なのかといった点も不明です。

こうしたことがまだ分かっていない理由の一つは、ヒトのエタノールの代謝を調べる実験が従来、アルコールを被験者に飲んでもらってその後の血中エタノール濃度の経過を追っていくという手法で行われていたため、先ほど出てきたエタノール吸収の個人差とエタノール代謝の個人差を併せた形でのデータしか得られなかったという点にあります。またこのような実験では、エタノールが体の組織に分布していく過程と、肝臓でエタノールが分解される過程とをはっきり分けることができないという欠点があります。

こうした点を踏まえて久里浜病院では最近、米国のインディアナ大学と共同で「アルコールクランプ法」によってエタノール代謝のメカニズムを詳細に検討する研究を始めました。この方法はごく簡単にいうと、エタノールの血中濃度を一定に保つような速度で被験者に点滴をすることにより、体内でのエタノール分解速度を正確に測定するというものです。このエタノールの点滴の速度は個人の体格のデータなどをある複雑なプログラムに入力してコンピューター上で計算されます。この方法では直接エタノールを静脈内に投与するため、エタノール吸収の個人差を計算にいれる必要はなく、また体組織へエタノールが分布していく過程が終わったのちに測定するので、肝臓でのエタノール分解速度を正確に計算できるのです。

現在までの結果、いくつかの興味深い事実が分かってきました。従来、エタノール分解速度は体重60 kgの人で一時間に8 g程度と考えられていましたが、個人個人のエタノール分解速度は人によって7 gから11 gまで相当に差があるということが分かりました。一方、男女間で比較してみると体重当たりのエタノール分解速度はあまり差がないということ、また同じ人でも日によってかなり異なるということも解明されました。

一方、アルデヒド脱水素酵素の活性を低下させる遺伝子多型《たけい》を持つ人はそれを持たない人に比較してエタノール分解速度が遅くなること、そしてアルコール脱水素酵素の活性を上昇させる遺伝子多型を持つ人もエタノール分解速度が遅くなるという結果が得られました。この遺伝子多型については後で触れますが、いきなり出てくると何のことだか分からないと思います。ここでは個人個人の体質に影響を与えている細かな遺伝子の違いというふうに考えてください。日本人について言えば上記のアルコール脱水素酵素の遺伝子多型が3種類、アルデヒド脱水素酵素の遺伝子多型も3種類あって、3×3で9種類に分けられます。これは日本人の酒の強さが遺伝的に9段階に分類されるということです。

ここでいう酒の強さとは単に酒の量の問題だけでなく、酒を飲んで盛り上がるかどうかや二日酔いしやすいかどうかなど、飲酒時のかなり様々な現象をも含んでいます。そして試験管の中での実験からどの遺伝子多型の人が酒に強そうかということはある程度予想されているのですが、実際にヒトの体でどうなのかということは前に述べたようにこのアルコールクランプ法でなければ分からない点が多くあり、私たちは今後のこの研究の進展に大いに期待しているところです。

3　細胞レベルでの酩酊

「酩酊」とは

前章で本書の焦点はエタノールの大脳への薬理作用にあると述べましたが、いよいよその本論に入っていくことに致しましょう。

そもそも薬物とは体や心の機能を変える物質のことをいいます。この意味ではアルコールやタバコ、カフェインといった嗜好品も薬物としての性質を備えています。それらが薬物としてたまたまヒトの脳に、ある種の快感をもたらす薬理作用を持っていたために嗜好品として用いられるようになったとも言えます。ではそもそも酩酊とはどういう現象を指しているものでしょうか？　これは皆さんご存じのことでしょう。

酩酊とは人が酒を飲んだときに飲酒前とは異なる言動を示すようになった状態のこと

ですね。多くの場合、多弁、気分の高揚などがみられますが、酔いが進むにつれ怒りっぽくなったり泣いたり、さらには体のバランスがとれなくなってまっすぐに歩くことができなくなる、いわゆる千鳥足となり、最後には眠り込んでしまいます。これらはすべてエタノールが持っている脳への薬理作用の結果生じる現象なのです。

脳の構成単位

ここでエタノールの脳への作用についての解説に入る前の基礎知識として、脳がどういうものから構成され、それがどのように働くのかということについてお話ししておきたいと思います。

後でも述べますが、人間の体の基本的な単位は細胞です。人間には60兆個の細胞が存在し、様々な種類の細胞が協調して働いています。人間の生命現象とは体内で協調して働いている一個一個の細胞の総和であると言ってもよいでしょう。人間の脳も現在では一個一個の神経細胞が単位となって作られていることが分かっていますが、それはゴルジ法を用いて神経細胞を染色したスペイン人神経学者のカハールによって初めて解明されました。後述するように彼は一個一個の神経細胞が小さな隙間によって分けられていることを発見したのです。この隙間は現在ではシナプスと呼ばれていますが、このようにカハールは脳がそれぞれ独立した一個一個の神経細胞から構成されているという最も基本的な脳の構造を明らかにしました。この発見をうながすゴルジ法という染色法を開発したのはイタリア人学者ゴルジでした。ゴルジはろうそくを灯した台所で研究を続けるという苦労をしてこの大変有名な神経細胞染色法を開発したと言われていますが、彼自身は残念ながら神経細胞一つ一つが独立していることを認めず、脳のネットワークが神経細胞の合体した一つのものであるという間違った自説に固執しました。しかしこの二人は1906年に同時にノーベル賞を受賞しています。

神経細胞と電気的伝達

図2のように神経細胞は、神経細胞体から出る多くの樹状突起と軸索《じくさく》という長い1本の突起を持った特異な形をしています。この二つの突起がなぜ存在するかという理由は、神経細胞が他の神経細胞と連絡して信号を伝達していくためであることは明らかです。

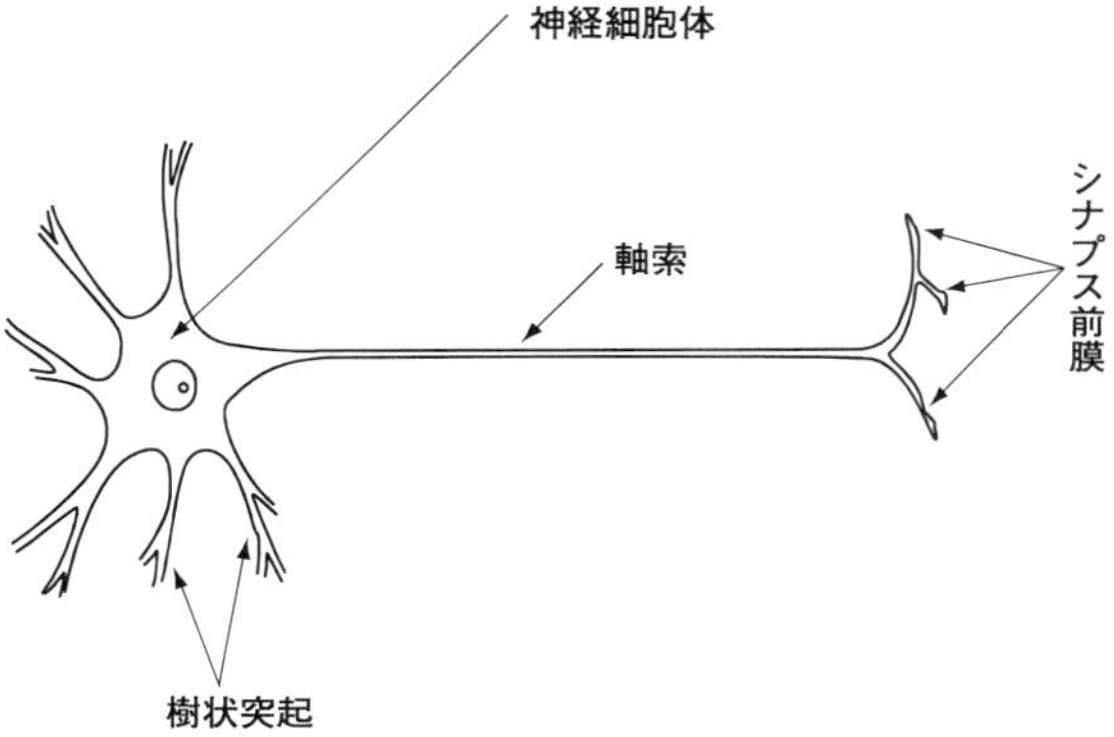

図2　神経細胞の形態

すなわち樹状突起はシナプスと呼ばれる構造を介して他の神経細胞から信号の伝達を受け入れる入力装置であり、軸索は他の神経細胞へやはりシナプスを介して信号を伝達する出力装置です。そして神経細胞においては全体として興奮性の入力信号が樹状突起から入ってくると、電気的興奮が表面の膜に沿って連続的に軸索の方へ伝達されていき、最終的に軸索を介してシナプスで連絡している別の神経細胞の活動を促進するか、または抑制するか、どちらかの出力を行います。すなわち神経細胞においては電気的活動は入力側の樹状突起から細胞体そして軸索の近位部から遠位部へと一方向性に伝達されていきます。

コンピューターとしての神経系

前項で述べたようにある神経細胞が他の神経細胞へシナプスを通じて刺激を送る場合、その刺激は興奮性か抑制性かどちらかということになります。ここで話を非常に単純化して、ある神経細胞が10個の神経細胞からすべて興奮性入力を受けているとします。入力神経細胞が興奮したときを1の状態、興奮していない状態を0の状態とします。このとき入力を受けている神経細胞が興奮する（1になる）か興奮しない（0になる）かは、ある法則によって決まっていると考えられています。たとえば10個の入力細胞のうち5個以上が1だった場合にその神経細胞が興奮する（1の状態になる）といった具合です。このような回路の仕組はゲートと呼ばれ二進法で動くコンピューターに類似した原理といえます。

ただしコンピューターと脳が大きく異なっている点が二つあります。一つは脳の構造や機能が通常のコンピューターのそれに比べてずっと複雑であるという点です。１４０

憶もの神経細胞の一つ一つがシナプスにおいて少なくとも1000個以上の他の神経細胞から入力を受け、併せて並列処理も行う脳の働きは通常のコンピューターをはるかに凌駕《りょうが》するものです。それからもう一つ重要なのは脳が可塑性《かそせい》(plasticity)を持っているという点です。可塑性とはものの構造や機能が柔軟に変化しうるというほどの意味ですが、脳は外界からさまざまな刺激を受けることでシナプスが新たにできたり、あるいは逆に消失したりして、神経細胞の作る回路を変化させることができます。シナプスにおける信号伝達の効率そのものも変化することが分かっています。この可塑性はヒトがいろいろなことを記憶し学習する能力とも関連しており、脳の持つとても重要な性質の一つです。

シナプスと化学的伝達

さて先ほどから出てきているシナプスですが、シナプスも神経細胞の間にあって信号を伝達しているわけですが、この部分での信号伝達は電気的なものではなく神経伝達物質と呼ばれる化学物質を介して行われます。これを化学的伝達といいます。シナプスは神経細胞の間にある小さな隙間ですが、前項でお話ししたようにこのシナプスにおいても信号を伝達する方向は必ず決まっています。すなわち出力装置である軸索側から入力装置である樹状突起側へと伝達されます。このため、軸索側にある細胞膜をシナプス前膜、樹状突起側にある突起をシナプス後膜と呼びます。隙間自体のことは特にシナプス間隙《かんげき》と呼びます。神経伝達物質はシナプス前膜側のシナプス小胞と呼ばれる袋の中に貯えられています（図3－A）。

軸索の末端まで電気的活動が伝わってくると、シナプス前膜からシナプス間隙の中に神経伝達物質が分泌されます（図3－B）。この物質は狭いシナプス間隙の中を拡散していき、シナプス後膜に存在するたんぱく質に結合します。このたんぱく質は特定の神経伝達物質と非常に強く結合する性質を有しており、神経伝達物質受容体と呼ばれます（図3－C）。そしてこのように神経伝達物質がその受容体に結合すると再びシナプス後膜に興奮性または抑制性の電気的変化が起こり、シナプス前膜側の神経細胞からの信号をシナプス後膜側の神経細胞に伝えていきます。それぞれの神経細胞の持っている神経伝達物質は決まっています。そして神経伝達物質はそれが用いられる化学的伝達が興

図3－A

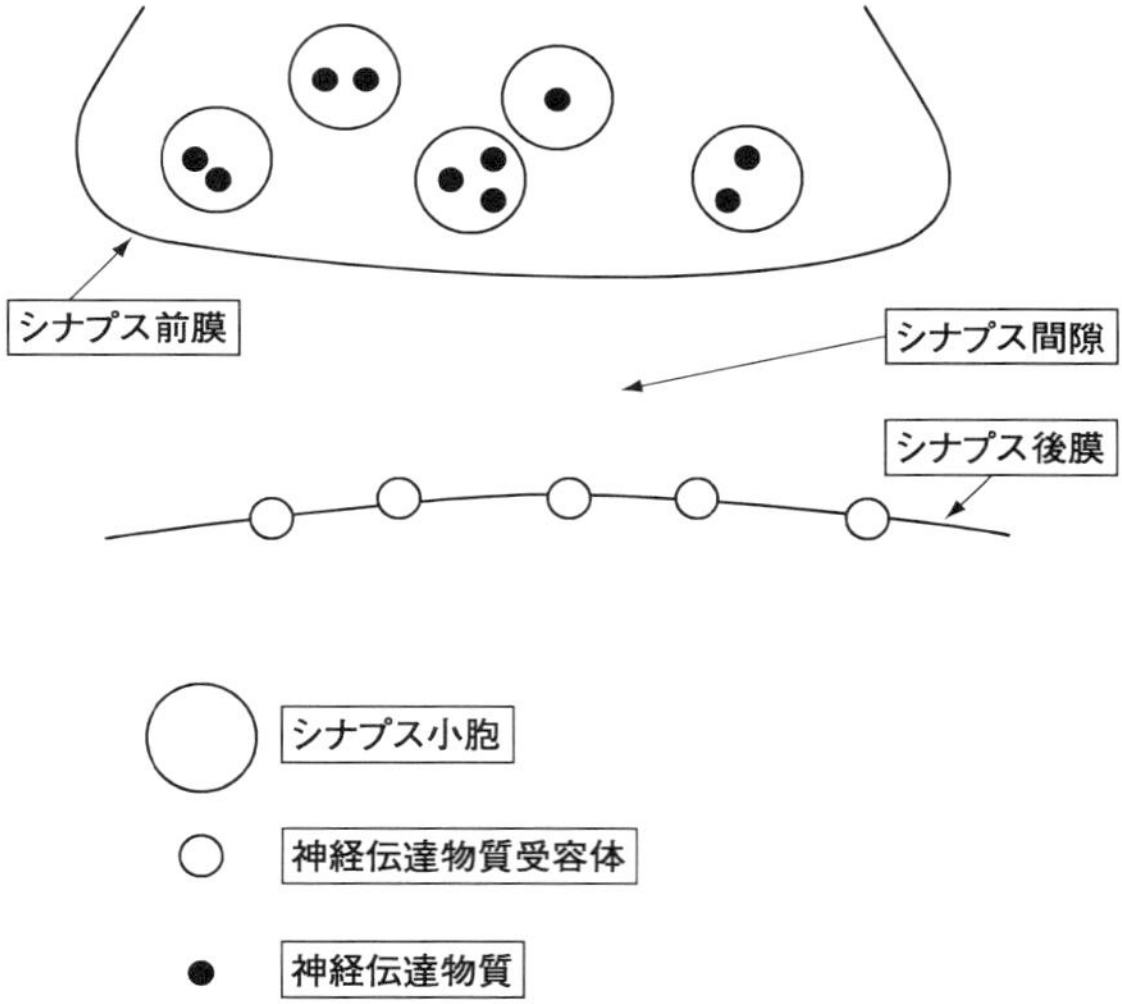

図3　シナプスの構造

A：シナプスにおいて神経伝達物質はシナプス小胞と呼ばれる袋の中に貯蔵されている。

B：シナプス前膜に電気的信号が伝わるとシナプス小胞から神経伝達物質が放出される。

C：放出された神経伝達物質はシナプス間隙の中を拡散し、シナプス後膜に存在する神経伝達物質受容体に結合し、シナプス後膜側の神経細胞に興奮性または抑制性の影響を与える。

図3－B

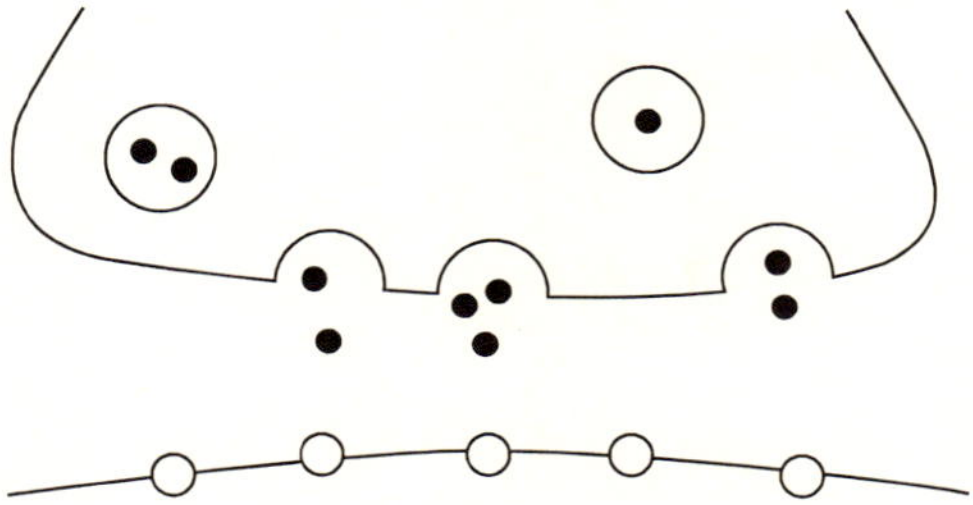

図3－C

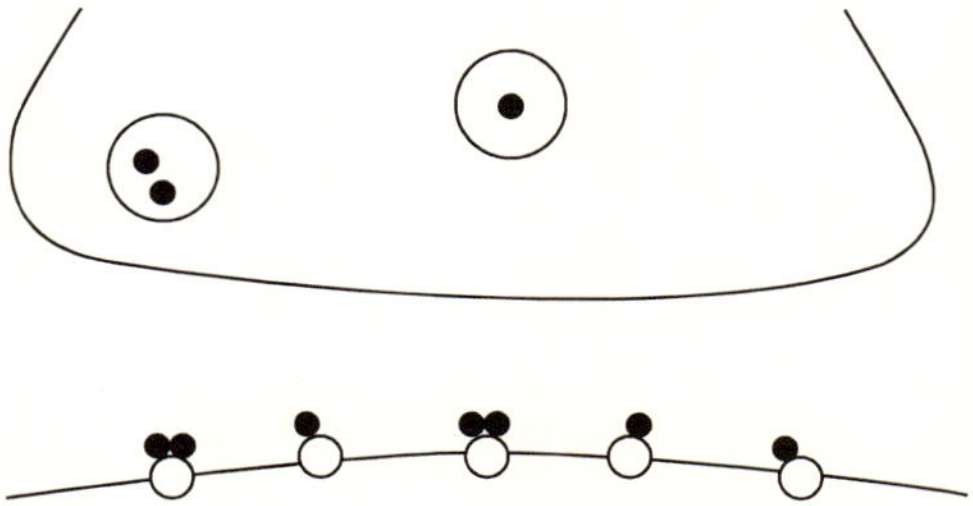

奮性なのか抑制性なのかをある程度決定づけるという意味で重要です。たとえば典型的にはシナプス後膜に興奮性の影響を与える興奮性神経伝達物質としてアセチルコリン、ドーパミン、アドレナリン、ノルアドレナリン、グルタミン酸、セロトニン、ヒスタミンなどが挙げられます。一方、抑制性神経伝達物質としてギャバ（ＧＡＢＡ）、グリシンなどがあります。この中でも特にグルタミン酸は興奮性神経伝達物質としては脳の中で最も広い範囲に存在するという点で重要です。その一方でドーパミンやノルアドレナリンのように脳の中の比較的限られた範囲にしか存在しないけれども特異的で重要な働きをしているものもあります。たとえばノルアドレナリンを持つ神経細胞は中脳の青斑核という場所に存在し、その出力装置である軸索は大脳皮質まで広範囲に伸びており、意識の覚醒や注意力などに関連した機能を果たしています。

脳の実体

以上のように、現代医学において脳の実体は図４に示したような神経細胞のネットワークであると考えられています。大脳には約１４０億個の神経細胞があると推計され、

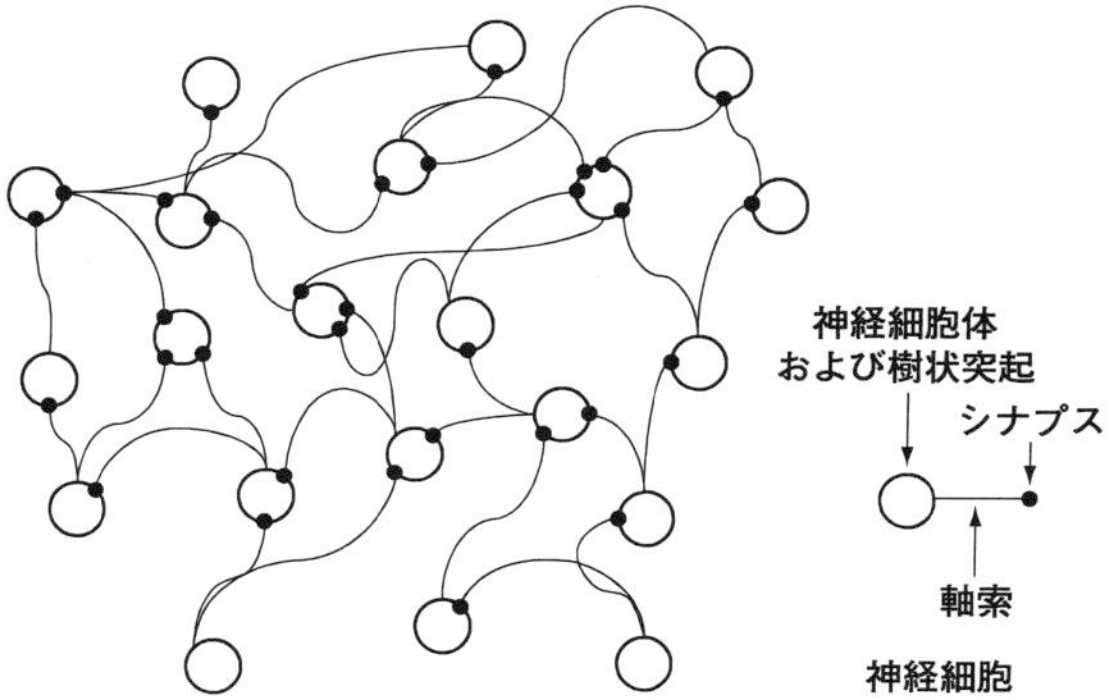

図 4　脳の実体は神経細胞がつくるネットワークである

この図では 1 個の神経細胞が受けるシナプスからの入力は多くて 4 個だが、実際の脳ではこれが1000個以上存在する。

その一つ一つがシナプスを通じて1000個以上の神経細胞と接触していると言われています。このように脳は想像もつかないような複雑な構造をしていますが、顕微鏡でみている限り、それはやはり神経細胞のネットワーク以上のものではないのです。そして脳の持つすべての基本的機能、たとえば言語を使って話をする、目に入るものが何であるかを理解する、歩いたり走ったりする指令を出す、喜怒哀楽の感情等々すべてがこのネットワークの中の神経細胞の電気的活動によって遂行されていると考えられています。

汚い薬

これらのことを踏まえると、気分が高揚したり、怒りっぽくなったり、まっすぐに歩くことができなくなったりするさまざまな「酔い」の現象は、すべてエタノールが脳にある個々の神経細胞に作用した結果として生ずるということが明白な事実として理解されます。

ところでエタノールは"dirty drug"と呼ばれることがあります。日本語に訳すと「汚い薬」という意味ですが、ここでの意味は非常にさまざまな、そして一見互いに矛盾するようにも見える作用を持っているということです。病気の治療に用いられる薬物は通常目的とする一つの作用のみを強く持つものが用いられています。たとえば抗生物質は細菌を殺す作用を主に持っており、降圧剤は血圧を下げる作用を持っている、そしてそれ以外の作用はあまり持っていないという方が治療薬として使いやすいわけです。エタノールは通常医者が使う薬とはこの点で異なっています。"dirty drug"という言葉は向《こう》精神薬においても使われることがあります。向精神薬も脳のドーパミン系、セロトニン系、ヒスタミン系などさまざまな神経伝達物質系に影響を与え、一言では表現できないような複雑な薬理作用を持っているためですが、その複雑な薬理作用の故なのか、統合失調症などの精神病の症状を抑える効果があります。このエタノールの極めて複雑な薬理作用が最近になって少しずつ解き明かされようとしています。さてここからはそのエタノールの個々の神経細胞に及ぼす複雑な薬理作用について紹介していきましょう。

神経細胞の麻痺

酒を飲むとエタノールは腸管から吸収されて血液に入り、その後迅速に脳の中へ入っていくことを前章でお話ししました。あとでも述べますが麻酔薬や睡眠薬との類似性から、エタノールは脳の機能を抑制する作用を持っているということは研究者たちのほぼ一致した考えです。前述したようにエタノールは脳の中へ入っていった後、神経細胞の細胞膜に溶けていきます。こうした事実からかつては、エタノールの作用によって細胞膜の脂質の配列が乱され、膜の流動性が亢進《こうしん》することが「酔い」の原因であるという極めて漠然とした考えがありました。しかし細胞膜のさまざまな脂質の成分の割合を変化させて流動性を高めても一定した効果が現われなかったことや、膜を変性させるエタノール以外の薬剤がヒトの「酔い」を導入する作用を持っていないことから、最近ではこの説の信憑性《しんぴょうせい》はやや怪しくなってきました。これに代わって、最近の研究はエタノールが脳に作用する他の薬と同様に、神経細胞の細胞膜に存在するさまざまな神経伝達物質の受容体に作用していることが「酔い」の原因であることを示唆しています。わかりやすく言えば、脳の中で信号を伝える役割をしている神経伝達物質と類似した働きをエタノールが持っているということです。そしてこのエタノールの神経伝達物質受容体への作用は、当初から予想されていたように神経細胞の電気的活動を抑制する方向に働くことが分かってきました。すなわち「酔い」にはエタノールの神経細胞に対する抑制作用が関連しているという考えが一般的になっています。エタノールが作用する神経伝達物質受容体として最近注目されているギャバ（ＧＡＢＡ）受容体、ＮＭＤＡ受容体についてご紹介しましょう。

ギャバ受容体

ギャバは神経細胞の電気的活動を抑制する抑制性神経伝達物質の代表格です。すなわちシナプスにおいてギャバが分泌されギャバ受容体に結合すると、その神経細胞の電気的活動を抑制します。エタノールがギャバ受容体に作用するであろうという考えは、エタノールの作用がバルビタール剤やベンゾジアゼピン系の薬物といった鎮静薬の作用と類似していることから出てきたものです。バルビタール剤・ベンゾジアゼピンといった薬剤は気持ちを落ち着けたり（鎮静作用）、不安を除いたり（抗不安作用）、眠りを誘導したりする作用（睡眠誘導作用）を持っています。そしてこれらの薬はギャバ受容体に作用することによって神経細胞の活動を抑制する働きを持っていることが以前から分かっていました。エタノールの「酔い」が深まってきて眠りこんでしまうような状態は確かにこれらの薬の働きと類似した点があります。

ギャバ受容体は主にギャバA受容体とギャバB受容体に分けられ、エタノールはギャバA受容体に作用すると考えられていますが、ラットを用いてこれをきれいに証明した実験をご紹介しましょう。

エタノールをラットに飲ませると様々な反応を起こします。ラットが酒を飲むと気持ち良くなるかどうかは、ラットに直接聞いてみることもできないので良く分かっていませんが、はっきりしているのは全身の動きが鈍くなり、次いで上手に歩くことができなくなり、最後には眠ったような状態になってしまうということです。一つ面白いことにエタノールはanti-conflict効果という作用をラットに及ぼします。Conflictというのは心理的葛藤という意味で、ここでは魅力的な事柄と魅力的でない事柄に同時に直面した場合に決断できずに動揺してしまうといった現象であると考えてください。ラットには気の毒なのですが、丸一日か二日の間、水も食べ物も与えずにおいた後、自由に餌を食べることのできる飼育箱に移します。ただしこの飼育箱では、ある一定の量を超えて餌を食べると電気ショックが流れるようになっています。通常、ラットには餌を食べたい欲求と電気ショックを受けたくない欲求の間で葛藤が起こり、結果的にはほとんど餌を食べることができない状態となります。

このラットに少量のエタノールを注射してやると、電気ショックにもかかわらず餌を積極的に食べるようになります。これは異なる二つの欲求の間で通常なら心理的葛藤が起こる場合に、エタノールが投与されているとそれが起こらなくなるという現象であり、これをエタノールのanti-conflict効果というわけです。ただし人間でいう酒乱が怖いものなしになる状態から類推すると、エタノールを投与されることによってラットが電気ショックを恐れる気持ちがなくなってしまうからではないかという気がするので、anti-conflict効果という言葉が適切なものかどうかやや疑問です。それは置いておいて、ここでエタノールのギャバA受容体への作用を消してしまうRo15－4513という物質が登場します。ラットにエタノールを与えたあとにこの物質を注射すると、通常エタノールを飲んだときに起こる、動きが遅くなったり、上手に歩けなくなったりする現象が起こらなくなるばかりか、このanti-conflict効果もなくなってしまいます。この結果は、ラットの「酔い」がギャバAへの作用を介したものであることを見事に証明しています。この実験結果を述べた論文は1986年に「サイエンス誌」に発表されたもので、このようにRo15－4513はラットの酔いをさますような効果を持っていたので、ヒトの酔いをさます効果のある薬としても期待されました。しかし副作用などの問題があるのかどうか、ついに今にいたるまでヒトに使えるような薬として臨床の場に登場はしていません。ただし、この研究はうまく工夫すればヒトの酔いを消す薬を作ることができる可能性を依然として示しています。そういった薬があれば、臨床の場では急性アルコール中毒の解毒剤という極めて有用な薬として役立つでしょう。そして私たちの日常生活においても酒飲みに珍重される薬になるかもしれません。

NMDA受容体

ギャバとは逆にグルタミン酸は神経細胞の電気的活動を亢進させる作用を持つ興奮性神経伝達物質の代表です。このグルタミン酸の受容体はNMDA受容体とNon－NMDA受容体の二つに分けられています。このうちNMDA受容体の働きを抑制する方向にエタノールが作用することが分かってきました。つまり、NMDA受容体は興奮性神経伝達物質であるグルタミン酸と結合して神経細胞の活動を亢進させますから、エタノールがこれを抑制すると結果的に神経細胞の活動を抑制することになります。ギャバ受容体の場合と同様、エタノールがNMDA受容体に作用すると考えられたきっかけは、NMDA受容体の作用を阻害する薬が鎮静・睡眠誘導作用や抗不安作用を持っていたことでした。NMDA受容体は、NR1とNR2という二つのサブユニット（サブユニットとは受容体を形成する部品のようなものと考えてください）から構成されています。そしてNR2にはNR2A、NR2B、NR2C、NR2Dという四つの種類があります。そしてエタノールはこのうちNR2Bを含むNMDA受容体を最も強く阻害することが明らかになりました。

さて脳梗塞の予防薬として臨床の場で使われてきたイフェンプロジルという薬があります。興味深いことにこの薬もNR2Bを含むNMDA受容体の作用のみを阻害することが分かってきました。そしてイフェンプロジルをラットに投与するとモルヒネへの依存形成を抑制する効果を持っていることが示されました。このようにNR2Bはアルコールやモルヒネへの依存形成に大変深い関係を持っているのです。

以上のようなことから私たちはイフェンプロジルがヒトの「酔い」になんらかの影響を与えるのではないかと考えました。イフェンプロジルはヒトが酒を飲んでもあまり酔わない、あるいは酒を飲みたいという欲求を減らす可能性を持っています。したがってこの薬はアルコール依存症の治療薬として使える可能性を秘めているため、現在久里浜病院でこの薬の治験を行っている最中ですが、まだ確定的な結果は出ていません。

ギャバ受容体とNMDA受容体以外にもエタノールが作用する受容体がいくつか知られています。ただしギャバ受容体とNMDA受容体は脳の中に豊富に存在していることから、エタノールがこれらの受容体に作用することは脳の働きに大きな影響をもたらすと考えられ、「酔い」の現象においても重要であると考えられています。

一見、ヒトの活動性を刺激するかのような「酔い」は、神経細胞のレベルでみると活動が抑制されているという少し意外な話だったかもしれません。もちろん「酔い」の現象はまだ解明がされ始めたばかりの段階であり、今後全く別の学説が出て来ないとは限らないわけですが、この一見矛盾した現象は次章で述べるように大脳レベルでの〝酩酊〟を分析していくとうまく説明できるのです。

4　大脳レベルでの酩酊

脳の機能

図5は脳をＭＲＩ（核磁気共鳴撮影法。magnetic resonance imaging）という方法で撮影したものです。ちょうど頭部をまんなかで左右に分ける断面が撮影されています。図5のようにヒトの脳は大脳・小脳・脳幹に大きく分けられます。このうち最も複雑な機能を果たしているのは大脳です。図5をみると大きさから言っても大脳が頭蓋骨の内容の大部分を占めていることが分かりますね。

大脳は主に神経細胞体からなる大脳皮質と主に軸索からなる大脳白質から構成されています。

特に大脳皮質は、系統発生において出現した新しさによって新皮質、旧皮質、古皮質の三つに分けられています。旧皮質、古皮質は進化の途上で動物において比較的古くから存在してきた大脳皮質でそれだけに原始的欲求と深いつながりを持っていると考えられています。解剖学的には大脳辺縁系に相当し、大脳の深部に隠されている部分です。一方、新皮質は最も新しく進化してきた大脳皮質で当然のことながら人間で最も発達し、人間の高度な精神活動の源となっています。解剖学的には大脳の表面に広がっている部分です。

これらの各部分から構成される大脳は他の動物に比べ格段にすぐれたヒトの特性であるところの「ものを考える」という機能を司っています。今、こうして私が書いている原稿の文章も大脳が考えて作り出したものです。この文章で私は大脳について論じていますが、論じているのは大脳なのですから自分で自分自身のことを論じているということになるわけですね。この思考という作業に必ず必要なものがいくつかあります。第一にそれは考えるための材料ですね。そしてその材料は主として脳の中に蓄えられている記憶からとってくるわけです。第二に言語を扱う能力ですね。頭の中で考えているときも私たちは言語を使っています。そしてその思考の内容を表現するときもしゃべるか、

図５　脳の構造

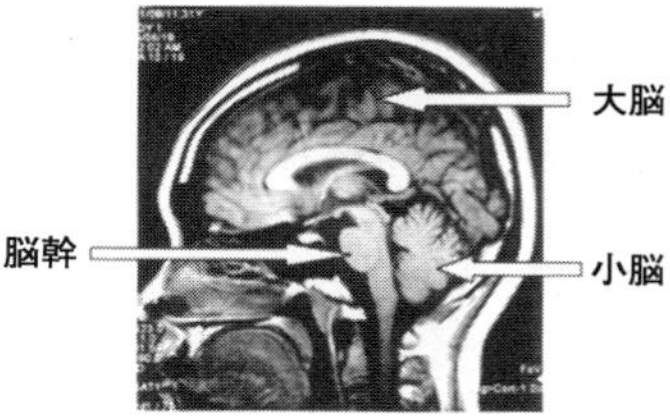

書くことによって行うわけです。

今、ごく基本的な例を二つだけあげましたが、思考には他にも数多くの能力が必要です。空間や図形を把握する能力、数の概念を理解して数学を操る能力、抽象的な概念を操る能力、多くのものから共通のものを見つけ出す能力など、挙げていけばきりがありません。こうした能力をすべて大脳は備えているのです。情動も大脳の重要な機能の一つです。喜び・悲しみ・ものの好き嫌い・恐怖などの感情は、すべてを大脳が作り出していると考えられています。

そして人間を人間たらしめている大脳の最も高度な機能は、自由意志ではないかと私は思っています。私たちは様々な行動を行う自由を持っていますが、その中から今そして将来、自分が何をすべきなのかを選択していく、これが自由意志です。今言った機能の他に、大脳は脳の外部から入力されてくる刺激から感覚（視覚・聴覚・嗅覚・触覚・味覚）を形成し統合したり、あるいは全身の運動をスムーズに行うといった機能も持っています。

ちなみに小脳は主として運動機能に関連しており、一方脳幹はそれが隣接する大脳・小脳・脊髄と連携してさまざまな機能を果たすとともに、呼吸や血液循環といった生命維持の中枢や脳幹網様体という意識を賦活（活性化）する中枢などを持っています。

このような脳の機能は前述したように神経細胞のネットワークによって果たされていると考えられていますが、現代の脳生理学の最大の謎の一つは「自由意志」が果たしてこうした神経細胞のネットワークのみから生じうるかどうかということです。いかに神経細胞のネットワークが複雑なものになろうとも、そこから自由意志が生じてくるというのは直感的にいうとありえないことのようにも思われます。脳生理学の大家であるエックルスは、その著書『脳と実在』の中で、大脳皮質の神経細胞は精神の作り出す「意志」を探知することによりヒトの脳と精神の間をつなぐ働きをしているという仮説について言及しています。この問題は古くからある唯物論や二元論と関わってくるわけですが、最近の分子生物学の発展は、ヒトを含めたすべての生物のあらゆる生命現象が遺伝子そして遺伝子の作るたんぱく質の働きによって司られているという証拠を提出してきました。この意味では唯物論がやや優勢になってきたともいえますが、分子生物学をもってしても未だ解明されていない、そして今後解明できるかどうか分からないのがこの自由意志の問題だと思います。

同様の問題として超能力があります。第一に超能力が本当に存在するかどうかという疑問があります。超能力が存在するとする証拠の多くは科学的なものではないという批判があることは確かです。しかし少数ながらその存在を示唆する科学的証拠がある以上、存在する可能性を認め、それを論理的に検証していこうというのが科学的な態度ではないかと私は思っています。なぜなら、超能力はもし良い方向に使えれば人類にとって大変な利益をもたらしてくれる可能性があるからです。

超能力といってもいろいろな種類がありますね。見えないところにあるものを見る透視能力、ものに触れることなく動かすサイコキネシス、はるか遠くの人にメッセージを伝えるテレパシーなど、感覚や運動機能あるいは言語機能のような普通の人が持っている脳の機能が発展したともとれるものは、脳の中のどこかにそれを司る部分があるのではないかということを考えたくなります。

一方、未来の出来事を知る予知能力といったものも最後はその情報を脳が受け取るわけですからやはり脳の機能なのではないでしょうか？　それから最近話題の「気」の問題もありますね。こうしたものを研究する、たとえば超能力者の脳をＰＥＴ（positron emission tomography）や機能的ＭＲＩのような最新の手法を用いて調べることは、今までの常識を覆すような発見を生み出す可能性を秘めているし、近い将来にそういったことがどんどん研究されることになるだろうと私は考えています。

さて話が少しわき道にそれましたが、次の項では大脳機能の部位局在について話を進めて参りましょう。

機能の部位局在

大脳の機能には、大脳の中のかなり広い部分を働かせる抽象的な思考などの機能もありますが、意外にも多くのものが大脳の中のごく一部を用いて行われています。すなわち、大脳はその部分部分がそれぞれ異なる特定の機能を担っているのです。この項の

「機能の部位局在」とはそういう意味です。

　このような機能の部位局在を解明した最大の功労者の一人がペンフィールドでした。ペンフィールドはカナダのモントリオール大学の脳外科医でしたが、てんかんの手術中に患者さんの許可を得て大脳皮質のいろいろな部分を電極で電気刺激する実験を行いました。大脳には痛覚受容体がないので大脳皮質を電気刺激しても患者さんに痛みはありません。そのように完全に意識を保った状態で電気刺激によって患者さんがどのように感じるかということを知ることができたのです。ペンフィールドらは運動と感覚について体の表面の部位と大脳皮質の部位に一定の関係があることを見つけました。大脳の感覚野と運動野はそれぞれ中心後回・中心前回とも呼ばれ、大脳の表面を横に走っていますが、運動野・感覚野とも大脳の頭頂部は下肢やお尻の運動・感覚を担当しており、そこから下に降りるにしたがって担当する部位が体幹（胴体）、肩、前腕、手、指、顔、舌というふうに並んでいることが分かったのです（図6）。

　この部位局在を如実に示すのが脳梗塞を起こした患者さんです。脳梗塞とは主に脳の動脈硬化のために動脈が閉塞して、その動脈によって酸素や栄養分を補給されていた脳

図6　大脳感覚野機能の部位局在

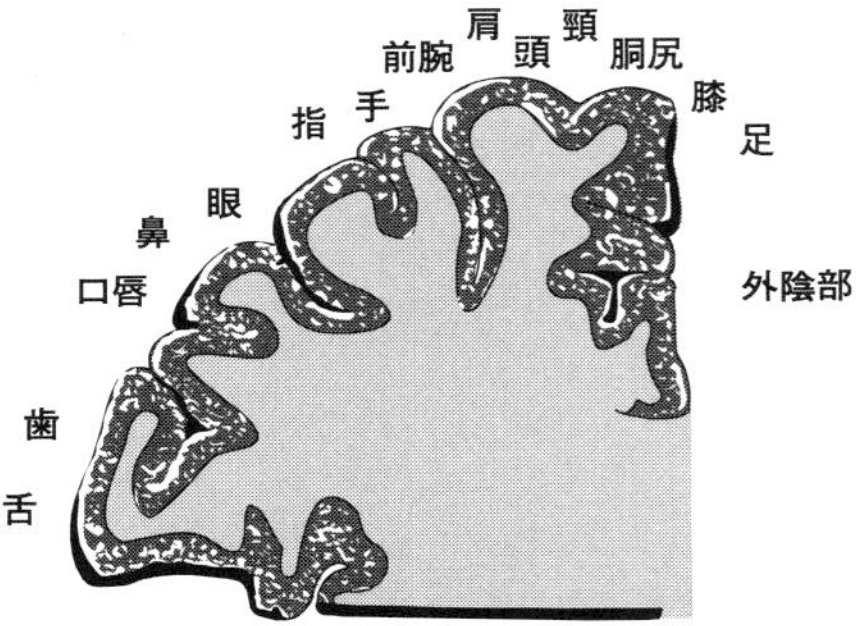

の細胞が死んでしまう病気のことをいいます。脳の動脈は脳の中に入り込んでいくにつれて細かく分岐していきます。したがって心臓から近い比較的太い動脈が詰まれば大きな脳梗塞を起こしますし、心臓から遠い比較的細い血管が詰まれば脳の一部に限局した小さな脳梗塞になります。後者の方の小さな脳梗塞を起こした患者さんにおいて、その脳梗塞におかされた部分がもともと果たしていた機能が欠落することによる症状がはっきりと出現することがあります。

その典型的な例が失語症です。失語症の患者さんは脳の言語中枢がおかされたために人の話す言葉が理解できなくなったり、自分の考えていることを言葉として表現できなくなったりします。失語症の患者さんの脳梗塞を起こした部位を、その患者さんが亡くなったあとで病理解剖をして調べることによって、言語中枢がどこにあるかということが分かってきました。同様のことでたとえば右側の大脳の中心前回（運動野）に脳梗塞が起こると左側の身体の一部に麻痺が起こりますし、左側の後頭葉に脳梗塞が起こると右側半分の視野が見えなくなる半盲という症状が起こったりします。これは、中心前回が反対側の身体の運動を司る運動中枢であり、後頭葉には視覚情報を受け取って視覚を形成する視覚中枢としての機能があるためなのです。

大脳の脱抑制

さて前章でエタノールは神経細胞の活動を抑制すると述べたのを思い出してください。エタノールは神経細胞の活動を抑制するのに、なぜ酒を飲むと人は一見活動性が上がったかのような言動を示すのでしょうか？　その答えのカギは、脳のそれぞれの部分によってエタノールの抑制作用の感受性が異なるという点にあると考えられます。

脳の神経細胞が複雑なネットワークを形成していることは前に述べました。そしてこれも前に述べたことですが、各々の神経細胞はそれの持っている神経伝達物質によって接触している他の神経細胞に対し興奮性または抑制性の影響を与えます。たとえば興奮性神経伝達物質の代表であるグルタミン酸を持っている神経細胞は、自分が興奮するとそれが接触している神経細胞に興奮性の作用を与えます。一方、抑制性神経伝達物質であるギャバを持っている神経細胞は自分が興奮するとそれが接触している神経細胞には逆に活動を抑制する作用を及ぼします。このような仕組で脳のそれぞれの部分がそれが連絡している他の部分に興奮性または抑制性の影響を与えることにより、全体として極めて複雑な機能の調節を行っています。

したがって、エタノールが脳のある部分を抑制したとしますと、その部分が興奮性の影響を与えている部分は同様に抑制されますが、その部分が抑制性の影響を与えている他の部分は抑制性の影響が抑えられるために逆に活動性が亢進するということになります。こういった現象を脱抑制と呼んでいますが、会社に例えれば、普段口うるさい課長が部長に叱られて元気がないと係長が元気になるといったようなことでしょうか？　そして人が酒を飲んで盛り上がっている状態というのは、まさにこの大脳の脱抑制の状態と考えるとうまく説明できるのです。

脳幹の中に網様体と呼ばれる神経細胞群がありますが、この網様体は視床を介して大脳皮質を刺激することにより意識を清明に保つ作用があると考えられています（網様体賦活系）。一方、視床下部賦活系は大脳辺縁系などの旧皮質、古皮質を賦活する作用があると推定されています。酒を飲んだときのヒトの行動はエタノールがこの網様体賦活系を抑制したと考えるとうまく説明できます。すなわち網様体賦活系の抑制→大脳皮質の覚醒機構の抑制がまず起こり、相対的に大脳辺縁系などの旧皮質、古皮質の活動が亢進し、情動が前面に現われてくるというわけです。

時実利彦は40年前、その名著『脳の話』の中で「脳脊髄軸の特性として、上位脳は下位脳に対して抑制的に働いているから、旧、古皮質に対する新皮質の抑制的仕組みを当然考えねばならない」と述べています。

この説をとれば飲酒時の旧皮質、古皮質の活動の亢進はより明確に説明がつきます。

実際、素面《しらふ》のときには感情や欲望が理性によって抑制されているという現象は自分自身を振り返ってみても当たっているという感じはします。一方、酒を飲むと自分の中の感情や欲望といったものが解放されていくような感じがありますね。ごく単純化していうと、このとき脳においては最も上位にある理性的な新皮質が最初に抑制され、感情や欲望を司る、より原始的な旧皮質や古皮質が新皮質の抑制作用から解放されている状態と考えられます。さらに飲み続けていくとだんだん眠くなってきて最後には寝てしまいます。これはエタノールの脳内濃度がさらに上昇した結果、大脳全体の活動が抑制されてしまった状態と解釈できるわけです。

ただし、以上のことはあくまで推測にすぎず、エタノールが網様体賦活系を抑制するという実験的な確たる証拠も今のところありません。またこれによって「酔い」の特徴である充足感とでもいった快感を説明することはできないように思われます。次の項ではこの「酔い」に伴って起こってくる「快感」に関連したもう一つの酔いのメカニズムについてお話しします。

A10神経

さて「酔い」をエタノールの大脳への抑制作用のみで説明できるかというと、経験的に言って私自身はどうもそれだけでは納得できないような印象を持ちます。酔いという現象の重要な特徴の一つは多幸感ではないかと思います。この多幸感にはさまざまな要素が含まれていて一言でなかなか表現しにくいものですが、強いて言えば充足感に近い感じでしょうか？　多幸感、充足感といったものが生じるメカニズムはエタノールの大脳の機能の抑制作用のみでは説明しにくく、やはり酔いという現象には脳の快感中枢が深く関わっているのではないかというのが私の推測でもあり、また何人かの研究者の手によって実際にそのことについての部分的な証拠が得られつつもあります。

こういった酔いのときの充足感を感じるのは果たして一般的なことなのかどうかは調査をしていないので分かりませんが、たとえばある有名な女性歌手の言葉に次のようなものがありました。「酒飲みの定義とは何か？　それは、酒を飲んでいるときの自分と素面のときの自分とどちらが本当の自分だと思うかと聞かれたときに、酒を飲んでいるときの自分が本当の自分であると言える人が真の酒飲みなのである」。細かい言い回しは違うかもしれませんが、確かこういうような意味の言葉だったと思います。私がそれを聞いたのはテレビだったか何かの雑誌だったのか覚えていませんが、酔いの充足感をうまく表現した名言として私の記憶に残っています。

久里浜病院前院長の河野裕明氏はいみじくも、酒は「意味性」を与える、これに対してヒロポンは「忍耐性」、モルヒネは「自発性」に対応すると喝破されました。河野氏の文章は時に難解で知られますが、酒の「意味性」の意味はどうやら、「酒に酔ったときに人は生きる意味、あるいは生きがいに類似した感じを体験する」ということらしいのです。これは「充足感」とも相通じるものがあり、これも酔いのときの快感をとらえた言葉と思います。ヒロポンの「忍耐性」、モルヒネの「自発性」なる意味は若輩の私にはいまだによく分かりませんが、いずれもこれから説明する、A10神経に作用する薬物であるという点が共通していて興味深く思います。このように「酔い」において充足感、生きる意味、生きがいといったものを感じるということは、ある程度普遍的な事実ではないかという気がします。ただし私の周囲にはそういったものはあまり感じないという人も割合に多くいますので、飲酒時の多幸感の強さにはかなり個人差があるということは確かです。

1978年にA10神経という脳の快感中枢ともいうべきものが発見されました。この

図７　A10神経

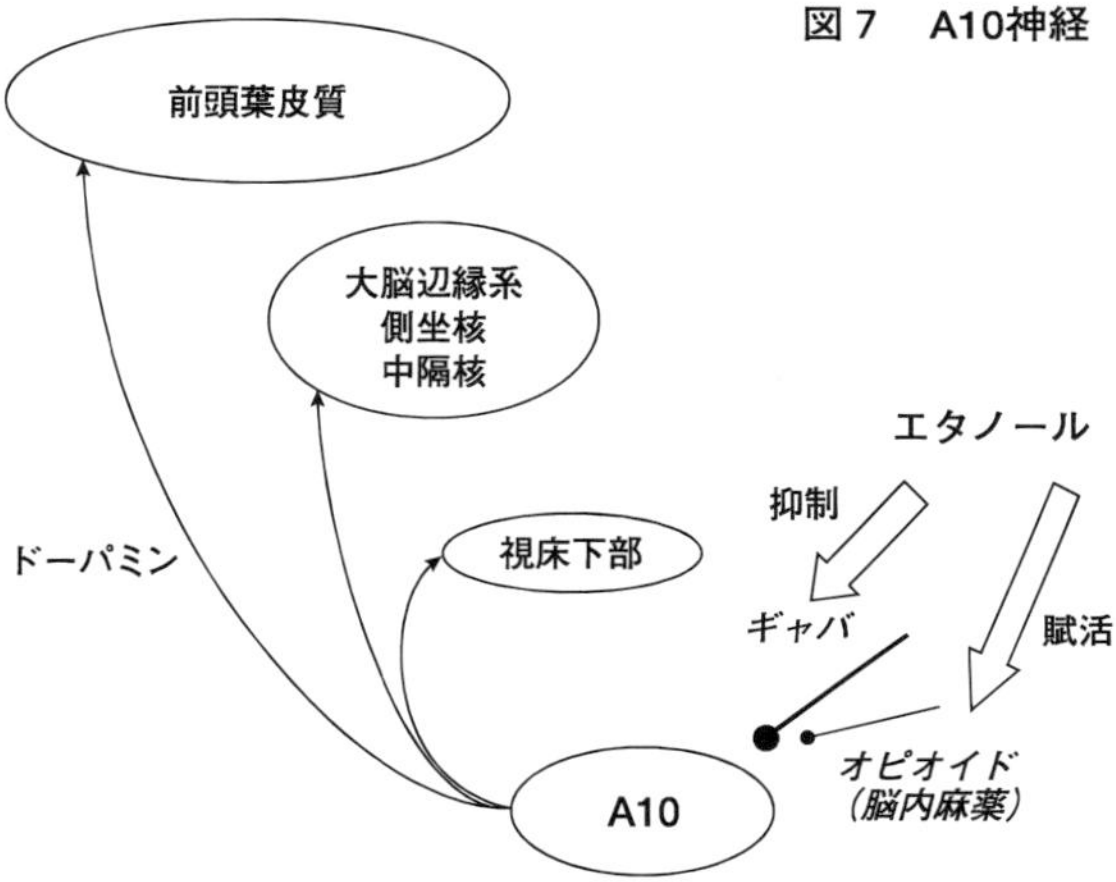

Ａ10神経の神経細胞は脳幹上部の中脳と呼ばれる部位にあり、その軸索を視床下部・大脳辺縁系、次いで前頭葉皮質に伸ばしていき、これらの部位に対してドーパミンを出すことによって活性化します（図７）。このＡ10神経を自分でバーを押すことによって電気刺激できるように人間の頭に電極を埋め込んでおくと、その人間は反復してバー押し行動を行います。このときの感じは「気持ちが良い」、「緊張から解放される」、「静かな、くつろいだ感じ」といったものだったそうです（ガノング著

『医科生理学展望』）。この実験はある意味、非常に危険です。なぜならバーを押すことによって簡単に快感が得られるため、放置しておくと寝食も忘れて休むことなくバーを押し続けて死んでしまうということも十分考えられるからです。

このA10神経は大脳辺縁系の一部である側坐《そくざ》核《かく》や中隔核《ちゅうかくかく》といった核にも軸索を出していますが、この側坐核や中隔核といった核はA10神経の快感中枢としての機能に重要な役割を果たしていると考えられます。たとえば人間の中隔核の近くに電極を埋め込んで前述のようなバー押し実験をやりますと、その人間はやはり何度となくバーを押し続けるということです。

実はエタノールはこのA10神経の活動性を高め、側坐核でのドーパミンの放出を促進する作用があることが分かってきました。この作用がまさにエタノールが人間に快い高揚を感じさせているおおもとではないかと私は考えています。

脳内麻薬

酒と同様に人工的に快感を与えてくれるものとして麻薬があります。その代表はモルヒネ・ヘロインといった物質です。さて1975年に脳の中にエンケファリンという麻薬と構造がよく似ている物質が発見されました。次いでもう一つ脳の中に麻薬に類似した物質としてエンドルフィンが発見されます。これらの物質はもともと脳の中で神経伝達物質として働いており、これらの物質が分泌されるとそれが脳内の麻薬受容体と結合し、その働きでヒトは快感を感じると考えられています。こういった物質は専門的にはオピオイド（opioid）と総称しています。辞書を見るとその日本語訳はアヘン誘導体となっていますが、これでは何のことかよく分かりませんね。大木幸介氏がその著書の中でこれらの物質に対して「脳内麻薬」という名前を使っていますが、とても分かりやすい言葉だと思いますので本書でも脳内麻薬という言葉を採用したいと思います。なぜならオピオイドはもともと脳内に存在していた神経伝達物質であり、構造がよく似ていたのが、いわゆる麻薬であったという事実をこの「脳内麻薬」という言葉は、よく表しているからです。そしてもともと脳内にあった神経伝達物質であるオピオイドとたまたま構造が類似していたモルヒネやヘロインといった物質は、人に注射すると、それが脳に運ばれて脳内の麻薬受容体と結合することにより快感を惹起《じゃっき》する作用を持っていたというわけです。

最近の研究からこの脳内麻薬が快感を引き起こす作用もA10神経の働きに関連しているということが分かりました。すなわちA10神経はギャバによって抑制的な調節を受けているのですが、脳内麻薬はこのギャバの抑制効果をさらにまた抑制することによってA10神経の働きを活性化すると考えられています（図7）。

最近の研究から、酒を飲んだときにこの脳内麻薬の働きが活発になるということが分かってきました。またエタノールを好むAAラットという名前のラットとあまり好まないANAラットというラットを作った研究室があります。この2種のラットの脳内のエンケファリンのもとになる物質（プロエンケファリンmRNA）とある種の脳内麻薬受容体を比較してみたところ、いずれもAAラットの方が多いことが分かりました。そしてこれがエタノール摂取時にAAラットにおいて側坐核でのドーパミン放出が増加している原因になっていました。以上のことや前項の記述と併せて考えると〈エタノールによる脳内麻薬の活動亢進→A10神経の活性化→酔いの快感〉というメカニズムが存在することは間違いないところだと思われます。

これに関連して脳内麻薬の働きが飲酒行動を引き起こしているという実験があります。この実験は麻薬受容体の拮抗剤《きっこうざい》（働きを抑える薬）であるナロキサンという物質を使っています。ネズミの中にAAラットを含めて、酒を好む種類のネズミが居ますが、このネズミは水か酒かどちらでも自由に飲めるようにしておくと毎日ある程度の量の酒を飲みます。この酒の量をあらかじめナロキサンを注射したネズミと薬理作用を持たない生理食塩水を注射したネズミとで比較したところ、ナロキサンを注射したネズミの飲酒量が半分くらいに減少したのです。同様のデータはサルを使った実験でも得られており、ナロキサンが飲酒行動を抑制する作用があることは明らかです。これは飲酒時に脳内麻薬がナロキサンに活動を抑えられたために快感を引き起こすことができず、ネズミの酒を飲みたいという欲求がそれほど高まらなかったのだと解釈できます。また実際に人間にナロキサンを投与した後に酒を飲んでもらったところ、いつもよりもあまり気持ち良くならなかったというデータがあります。

一方、マリファナなどの幻覚剤は側坐核におけるドーパミン放出を促すことにより人間に快感をもたらすという点で麻薬と似ていますが、幻覚剤は麻薬とは構造も薬理作用も異なっています。実は脳の中には麻薬の場合と同様にマリファナと良く似た物質がもともと存在しており、エンドカナビノイド（endocannabinoid）と呼ばれています。endoとは内因性すなわちもともと体の中にあるという意味であり、cannabinoidとはcannabis（大麻。マリファナの原料）のようなものという意味です。このエンドカナビノイドの受容体をCB1受容体と言いますが、酒を好む種類のネズミのCB1受容体の遺伝子を壊してしまうと飲酒量が極端に減少することが最近『米国科学紀要』に報告されました。同様にCB1受容体の働きを阻害する薬をネズミに与えても飲酒量が激減したということで、アルコール依存症の新たな治療薬として期待されています。

解明されないメカニズム

さてA10神経を刺激することによってドーパミンが分泌され、それによって快感を得るシステムを報酬系と呼びます。ここまでこの報酬系に焦点を当てる形でお話ししてきましたが、酩酊あるいは人が酒に駆り立てられる心理のメカニズムは、たとえば脳の神経伝達物質に限って言ってもドーパミン以外にセロトニン系やノルアドレナリン系などさまざまなものと関連していると考えられます。セロトニン系はヒトが自分の好まない刺激を回避するために行動を抑制する現象に関連しているので、この系はストレスを回避して酒に逃げるといった心理につながっていると考えられます。ノルアドレナリン系は報酬に反応して行動を維持する現象と関連しており、飲酒の動機とつながってきます。最近ではニューロペプチドYという名前の神経伝達物質が脳の中に多く存在するほど酒に酔いやすいということが発見され、1998年の「ネイチャー誌」に掲載されました。

このように酩酊とは脳の中の多種多様な神経伝達物質の働きが複雑に組み合わさって起こってくる現象と考えられ、まだまだ解明されていない部分が多く残されています。ドーパミン報酬系は現代の脳科学の力によってようやく海面に現れてきた酩酊のメカニズムという氷山の一角に過ぎないのかもしれません。

5　酒を好む遺伝子

遺伝子とたんぱく質

さてこの章では遺伝子がヒトの飲酒行動にあたえる影響について述べていきたいと思います。その基礎知識として遺伝子とたんぱく質について解説しておきましょう。遺伝子の実体はアデニン（A）、グアニン（G）、シトシン（C）、チミン（T）という4種類の塩基が並んでできています。そしてこの配列にはたんぱく質を作るための情報が含まれています。要するに遺伝子とはたんぱく質を作るための〝暗号〟のような情報を持ったものであるといえます。実際、その配列はTGCATATTCCAGGCCTCCATTCTTTGAGGT……というように、まさに暗号のように表されます。たとえばTGCATAという配列はチミン、グアニン、シトシン、アデニン、チミン、アデニンという順番で並んでいるという意味になるわけです。そしてこの塩基の三つ分から一個のアミノ酸が作られるような仕組になっています。たんぱく質はアミノ酸が一列に並んでできているものですから、たとえば１０００個のアミノ酸からできているたんぱく質は塩基３０００個分の遺伝子から作られるということになります。ヒトの一つ一つの細胞にはこの塩基の配列が実に30億個も含まれています。そしてこの配列から10万種以上のたんぱく質が作られます。

ヒトの体の中で営まれる生命現象においてたんぱく質は中心的な役割を果たします。前に出てきたアルコールをアセトアルデヒドに分解するアルコール脱水素酵素にみられるように体内の化学反応を触媒する酵素もたんぱく質ですし、神経伝達物質受容体もたんぱく質です。

遺伝子が父親と母親から受け継がれるために、私たちは両親と似たところを持っていますね。顔や体格が似ているし、性格も似ています。これは遺伝子が持っているたんぱく質の設計図が親と子供の間で共通したものであるという理由によるのです。

遺伝子多型

人の遺伝子は30億対の暗号（塩基配列）からなっていますが、その塩基配列はみな同じではなく、個人個人で0・1％から2％の違いがあると考えられています。たとえば1000個の塩基配列をみたとき、人によって1000個のうち1個から20個程度の塩基が異なっているということになります。実はこの1個の塩基の違いによって人の体質が大きく変わってしまうことがあることが分かってきました。その最も典型的な例がこの本に繰り返しでてくるアルデヒド脱水素酵素の遺伝子多型です。アルデヒド脱水素酵素は170個のアミノ酸（塩基配列にして510個）から構成されるたんぱく質ですが、そのC末端と呼ばれる一番端に近いところの487番目のアミノ酸を決める塩基配列の一つがグアニン（G）になっている人とアデニン（A）になっている人がいます。日本人ではGだけを二つ持っている人（GG）とAを一つまたは二つ（要するにAGとAA）持っている人が半分ずつくらいですが、後に詳しく述べるように後者（Aを少なくとも一つ持っている人）はアルデヒド脱水素酵素の活性が大きく低下するために酒を飲めない体質、いわゆる「下戸」になります。このような個人個人の間で遺伝子の塩基配列が異なっていることを遺伝子多型と呼んでいます（ただし頻度のまれな塩基配列の違いの場合は遺伝子変異と呼ぶのが普通で、これは何らかの病気の原因になっていることがしばしばあります）。特にアルデヒド脱水素酵素の例のように一つの塩基だけが異なっている多型の場合、これをＳＮＰ（single nucleotide polymorphism）と呼んでいます。このＳＮＰは人の遺伝子全体の中で３００万〜１０００万箇所くらいあるとされています。ＳＮＰは個人の体質や性格の違いを決めている、いわばヒトの個性を作っていると考えられています。ただし、それぞれのＳＮＰが人間に対してどのような影響を与えているかということはまだまだ分かっていない点が多く、世界中で今研究をしているところです。

「酒好き」は遺伝する

酒好きは遺伝するかどうか、その答えがイエスであることはアルコール依存症という病気が遺伝的な要因を持っていることから間違いのないことだと思われます。アルコール依存症が遺伝することを最も如実に示したのはプロミンらによる研究でした。プロミンらは様々な病気について一卵性双生児と二卵性双生児の一致率を調べました。この方法はある病気にどのくらい強い遺伝的要因があるかということを調べる目的において最も有用な方法の一つです。通常、病気には遺伝的な要因と環境要因があります。一卵性双生児がお互いに全く同じ遺伝子の組み合わせを持っているのに対し、二卵性双生児はかなり異なった遺伝子の組み合わせを持っています。一方、一卵性にしても二卵性にしても双生児はかなりの年齢までほぼ同じ環境の中で育てられるのが普通です。したがって病気の一致する（たとえば双生児の一方が糖尿病になったとき、片方が糖尿病になっているかどうか）確率を一卵性双生児と二卵性双生児で比較すれば、遺伝的要因の強さが分かるのです。

そしてプロミンらの研究の結果、アルコール依存症については一卵性双生児の一致率は二卵性双生児のそれに比べて二倍高かったのです。この値は遺伝的要因があるとされるアルツハイマー病や虚血性心疾患よりも高い数字であり、アルコール依存症には明らかな遺伝的要因があることが分かったのです。このことは恐らく人の飲酒行動に影響を与えている遺伝子多型がいくつか存在するであろうことを示唆しています。この飲酒行動に影響する遺伝子多型として現在はっきり分かっている唯一のものが、アルコール脱水素酵素とアルデヒド脱水素酵素の遺伝子多型です。

強さを決める遺伝子

2章でアルコール脱水素酵素とアルデヒド脱水素酵素がエタノールを分解する反応において中心的な役割を果たすことをお話ししました。このアルコール脱水素酵素とアルデヒド脱水素酵素には、それぞれの酵素活性を十数倍も変化させてしまう遺伝子多型があります。

アルデヒド脱水素酵素の場合、その遺伝子多型は遺伝子の塩基配列の487番目のグアニンがアデニンに変化したものであり、この結果としてアルデヒド脱水素酵素の163番目のアミノ酸がグルタミン酸からリジンに変わります。この1個のアミノ酸の変化はアルデヒド脱水素酵素が働く最も大事な部分（活性部位といいます）の構造を変化させます。このためこの遺伝子多型を持つ人のアルデヒド脱水素酵素がアセトアルデヒドを分解する速度は、この遺伝子多型を持たない人のそれに比べて十数倍も低くなってしまいます。その結果としてこの遺伝子多型を持つ人が酒を飲むとアルコール脱水素酵素の働きによってアルコールはどんどんアセトアルデヒドに分解されていきますが、アセトアルデヒドはなかなか分解されないためどんどん体のなかにたまっていきます。このため少し飲んだだけで顔が赤くなったり、心臓がドキドキしたり、吐き気で気持ち悪くなったりしてそれ以上は飲めなくなります。つまりこれは「下戸」を作る遺伝子多型なのです。この下戸遺伝子多型は今まで分かっている遺伝子多型の中で最もヒトの飲酒行動に強く影響を与えるものです。興味深いことにこの遺伝子多型は日本人・韓国人・中国人・台湾人などのアジア人において約半数の人が持っていますが、白色人種にはほとんどありません。したがって一般的に言えば日本人よりも白人の方が酒に強い人が多いというのは間違いのない事実です。

あとでも述べますが、重要なことはこの下戸遺伝子多型を持っている人は非常にアルコール依存症になりにくいということです。下戸遺伝子多型を持っている人は少量の酒を飲んだだけでアセトアルデヒドの蓄積に起因する症状が出てしまうので酒を習慣的に飲む癖がつきにくく、依存症にもなりにくいのです。

以上述べたようにこのアルデヒド脱水素酵素の下戸遺伝子多型を持っているかどうかは、酒を飲んで顔が赤くなるかどうかということである程度分かりますが、酒を飲まずにこの遺伝子多型があるかどうかを簡単に調べる方法があります。これは久里浜病院の樋口進医師が開発した「アルコールパッチテスト」と呼ばれるもので、アルコールを含ませた布地を皮膚に貼り付けるだけのテストです。実は皮膚にもアルコール脱水素酵素やアルデヒド脱水素酵素が存在していて、アルコールが皮膚に触れるとアルデヒド脱水素酵素下戸遺伝子多型を持つ人は皮膚においてもアセトアルデヒドが蓄積してくるために皮膚が赤くなります。一方下戸遺伝子を持たない人は皮膚が赤くなるようなことはありません。樋口医師自身この下戸遺伝子多型を持っており、自分の皮膚を消毒用のアルコール綿で拭いたときに赤くなったことから、このテストがひらめいたということです。このテストは実に簡単に下戸を見分けることができるという利点があり、１９８０年の「ランセット誌」に掲載されたものですが、学生などへのアルコール教育にも大変重用されています。

アルデヒド脱水素酵素の遺伝子多型ほど飲酒行動への劇的な影響はありませんが、アルコール脱水素酵素にも大きく酵素活性に影響する遺伝子多型が存在します。これはアルコール脱水素酵素遺伝子の47番目の塩基がグアニンからアデニンに変化するためにその部分のアミノ酸がアルギニンからヒスチジンに変化します。この多型のためにアルコール脱水素酵素の活性は先ほどのアルデヒド脱水素酵素とは逆に100倍も上昇します。すなわちこの多型を持っている人は持っていない人に比べてエタノールの分解速度が速くなり、酒に強くなるのではないかと普通考えます。しかしながら実際には事情はそれほど単純ではありません。エタノールの分解速度が速くなるということはアセトアルデヒドが生成される速度が速くなるということです。実際の生体内ではどうやらこのアセトアルデヒドの生成速度にアルデヒド脱水素酵素による分解が追いつかないようで、この遺伝子多型を持つ人が酒を飲むとアセトアルデヒドが蓄積する傾向が出てくるようです。するとこの遺伝子多型を持つ人は下戸遺伝子多型ほどではないですがアセトアルデヒドが蓄積する傾向が出てくるのと、もう一つはアセトアルデヒドが体内に蓄積してくるとエタノールの分解速度が遅くなってくるという現象があり、思ったほど酒に強くなるということはないようです。実際、前出のアルコールクランプ法を用いた研究ではこの遺伝子多型を持つ人の方が持たない人よりもエタノール分解速度が遅いという結果が出ています。またこのアルコール脱水素酵素遺伝子多型を持つ人もアルコール依存症になりにくいということが分かっています。この原因はよく分かっていないのですが、やはりアセトアルデヒドによる症状が出やすいということが一つの原因ではないかと考えられます。

酒を好む遺伝子多型

飲酒行動に影響を与えている遺伝子多型としてアルコール脱水素酵素とアルデヒド脱水素酵素の二つの例を挙げました。これ以外にも多くの遺伝子が飲酒行動に影響を与えているであろうことが推定されています。アルコール脱水素酵素とアルデヒド脱水素酵素はエタノール代謝に中心的な役割を果たすわけですから、それらの酵素活性に影響する遺伝子多型が飲酒行動に影響するのは当然のことです。しかし酒が好きかどうかは決してこれらの遺伝子多型の組み合わせのみで決まるものではないことは明らかです。私の周囲にもこの二つの酵素の遺伝子多型の組み合わせが同じ人が何人かいますが、一人一人酒の強さも異なるし、酒を飲んだときの心理的な反応も全く異なります。酒の酔いは人に生きる充足感を与えると書きました。経験的に私はこの意味が分かるような気がしますが、私と二つの酵素の遺伝子多型の組み合わせが全く同じなのに「酒を飲んで生きがいなんか感じない。君はアルコール依存症の『け』があるんじゃないか？」と言ったのは私の同僚の精神科医です。逆にアルデヒド脱水素酵素下戸遺伝子多型を持ちながら、そのアセトアルデヒド蓄積によるマイナス因子を乗り越えてまでアルコール依存症になってしまう患者さんもいます。そういう患者さんに聞いてみると決まって「私はもともとそんなに飲める方じゃないんですよ。飲み過ぎるとすぐ気持ち悪くなっちゃうんでね」と言いますが、その状態でアルコール依存症になってしまうわけですからある意味感心してしまいます。アルコール依存症を誘発する相当に強い未知の遺伝的因子を持っているのではないかと考えたいところです。

たとえば脳の快感中枢がドーパミンを出すA10神経であることを前章で述べました。特に側坐核のドーパミン受容体はドーパミンと結合することにより、その受容体の存在している細胞にさまざまな生理学的影響を与えます。そしてこのときの作用が人の「快感」の生成と密接に関連しています。したがってドーパミン受容体の機能に影響するような遺伝子多型は「酔い」の快感の強さを左右するのではないかという推論が成り立ちます。実際、世界中でドーパミン受容体の遺伝子多型と飲酒行動との関係が調べられましたが残念ながら今のところ確定的な結果が出ていないというのが現状です。

酒を好む遺伝子が存在するというもう一つの重要な証拠は、ネズミなどの動物で特に酒を好む種類が存在するということです。植物などの品種改良とちょっと似ていますが、異なった種類のネズミ（ラットやマウス）の交配（子どもを生ませること）を繰り返していくうちに酒好きなネズミが出現してくることがあります。このネズミが酒を好む原因は明らかに遺伝的なものなのです。こうしたネズミの遺伝子を調べることによって酒を好む遺伝子をつきとめようとする研究が米国で盛んに行われています。現在のところ酒を好む遺伝子として少なくとも四つの候補遺伝子がつきとめられようとしています。こうした研究が進めば、人の遺伝子を調べることによってアルコール依存症になりやすい体質かどうかということまで分かるようになるかもしれません。また人がなぜ酒を飲むのかという問いへの答えが見つかるかもしれません。

6　アルコール依存症

酒乱と依存症

さてこの章で私はアルコール依存症を専門とする医師としての立場から、酒飲みにとってはかなり耳の痛いお話をすることになるでしょう。しかし酒飲みである読者諸氏には是非この章の内容を理解していただくことによって適正な酒の飲み方とは何なのかということを考えて頂きたいと思います。

さてここで本書の主題ともなっている酒乱とアルコール依存症との違いについて述べておきましょう。アルコール依存症とは後に述べるように飲酒を自分で抑制できないという状態を指しています。要するに酒に依存性ができたために酒なしでいられないという状態です。一方、酒乱とは飲酒をしたときに飲みすぎて社会的な常識に照らして問題となるような行動をとっている状態、またはそういう行動をとる人のことを指していま す。したがって酒乱だけど飲酒は自分でコントロールできる依存症とは言えない人もい れば、アルコール依存症だけど飲酒時に問題行動を起こさない酒乱とは言えない人（い わゆる「静かな」アルコール依存症）もいます。

さて本章ではアルコール依存症を中心にお話ししますが、1章の久里浜式アルコール依存症スクリーニングテストで2点以上だったあなたにはここで即刻断酒することを強くおすすめします。そしてその理由についてもこの章の中でお話ししていきたいと思います。

「快楽」の代償としての「依存」

酒や麻薬が恐らくは脳のA10神経を介して人間に快楽を与えることを述べてきました。A10神経はもともと脳の中で人間の日常の行動に対する報酬や快感と関係しているものと考えられます。たとえばおいしいものを食べたときの快感や自分の応援しているプロ野球チームが優勝したときの快感。もっと高度な報酬を挙げれば、長年の研究の結果、科学上の重要な発見をしたことによってノーベル賞を受賞することを知らされた瞬間、人はこの上もない喜びを感じるに違いありません。このようなとき人間は報酬を得た結果として脳内麻薬を分泌することによって快感を感じていると考えられます。脳内麻薬の分泌と快感との関係にはまだまだ分かっていない部分が残されていると思われますが、はっきり分かっているのは脳内麻薬の分泌によりA10神経から側坐核などにドーパミンが放出されることが快感と深く関わっているであろうということです。

このように考えてくると、酒や麻薬はそれらの薬理学的作用によって人工的に快感という報酬を人間に与えているのだということが分かってきます。酒飲みには耳が痛いでしょうが、酒を飲んで酔うことはこのように何の努力も伴なわずに快感という報酬を得ることなのだという認識を持たなければなりません。そして世の中そう甘くはないというのは、この努力いらずの快感が「依存症」という恐ろしい病気と常に表裏一体の関係にあるということなのです。当然ですが報酬を得る正しいやり方は、そのために一所懸命努力するということです。また私たちのごく正常な日常生活で快感を得るにはこの方法しかないのです。そして努力し苦労した時間が長いほど、目的を達成したときの快感も大きいものです。こうした種類の行動においては連続した快感を得るのは難しい。なぜなら報酬と報酬の間に努力している時間が必ず必要だからです。このことは依存という現象を考える上で大変重要です。

次のことを是非覚えておいていただきたいと思います。すなわち快感を得るのが困難であるほど、その行動に対する依存が形成されにくいということです。逆に言えば飲酒や麻薬の注射のように連続した快感を得るのが容易な行動ほど依存が形成されやすくなるのです。個人的な見解ですが、報酬を得るのが困難であれば困難であるほど、それは価値のある行動と言えるのではないでしょうか。そして私たちは人間としてなかなか報酬を得られない行動にこそ依存するべきなのではないかと私は思います。たとえばボランティア活動のような他人への無償の行動に快感を覚えるような状態というのは恐らく人間として最も程度の高い精神状態と考えられるわけですが、そこまで行かずとも仕事や趣味の快感に依存することは、酒や麻薬に依存するよりもはるかに私たちの心身にとって有益なことと言えるでしょう。

ここで注意すべきなのは、アルコール依存症という病気はしばしばこのような理論的な説明で手に負えない、もっと異なった次元を持っているという点です。というのはアルコール依存症の患者さんが酒を飲みたいという欲求(専門用語で"craving"といいます。日本語では切望とか渇望といった意味です)は、水や食べ物を食べたいという生理的な欲求と同じくらいの強さを持っていることがあると言います。飢餓状態で目の前に置いてある食物を食べるなと言っても我慢できる人はそういないと思いますが、アルコール依存症の患者さんが酒を目の前にしたときに同じような状況になっていると言います。この辺の事情を理解すれば、よく言われることですが、アルコール依存症の患者さんが必ずしも意志が弱いというわけではなく、むしろ飲酒欲求をコントロールできない病気にかかっていると考えるべきであるということが分かってきます。日本ではアルコール依存症の患者さんが人格的破綻者であるというところへ短絡する考えがまだあると思いますが、この偏見は変えていかなければならないと思います。

もう一つの飲酒の動機

さてここまであまり触れてこなかったのですが、人を飲酒に駆り立てるのは、酒が

「快楽」を与えてくれるという以外にもう一つ大きな理由があります。それは酒が持っている抗不安作用（不安を取り除いてくれる作用）を求める飲み方です。眠れないから酒を飲むという行動も、広い意味ではこちらに入るかもしれません。「抗不安作用」を求める飲み方は次に述べるストレス解消を求める飲み方と同じく、何かいやなものから酒へと逃避することであり、よりネガティブな飲み方と言えます。こういった逃避衝動も人がアルコール依存症になる大きな要因と考えられます。前に少し触れたように神経伝達物質の中ではセロトニンに関連するところですが、このあたりのことはアルコール医学の中でも研究が進んでいない分野であり、今後の研究の進展が待たれるところです。

ストレスと酒

飲酒の動機としてストレス解消ということをよく言います。確かに酒を飲んで楽しい時間を過ごしているときはストレスを発散していると感じることがあります。これは実は人間特有のものではなく、ネズミのような動物にも人間に似たような飲酒行動がみられるといったら意外に思うでしょうが、この事実を示した面白い実験があります。

その話に入る前に、そもそもストレスとはどういうものなのかということを知っておく必要があります。ストレスという言葉を世に広めたのは、ストレス学の権威、モントリオール大学のセリエ教授です。彼によればストレスとは「生物の外部から加えられた各種の刺激によって体内に生じた歪み（障害）の状態とそれに対する生体の防衛反応の総和である」と定義されます。分かりやすく言えば心身に悪影響を与える刺激によって起こった変化がストレスというわけで、まあ私たちが日常使っているストレスの意味とかけ離れたものではありません。ストレスが加わったときに生体はさまざまな反応を示します。これはストレスから自分の身を守る防御反応と解釈されるわけですが、たとえば汗をかいたり心臓の鼓動が速くなったりという生理学的な反応とともにしばしば逃避行動がみられます。そして心理的には不安・緊張・恐怖・嫌悪感といった情動を経験します。

さらに重要なものの一つとして副腎皮質ホルモンの分泌があります。副腎皮質ホルモンは食欲や性欲などの原始的な本能の中枢である視床下部からまず副腎皮質刺激ホルモン放出ホルモン（CRH）が分泌され、それが脳下垂体からの副腎皮質刺激ホルモンの分泌を促します。そしてこの副腎皮質刺激ホルモンが血液の流れに乗って副腎に到達し、副腎皮質ホルモンを分泌させるのです。生体はストレスを加えられたときに副腎からこのホルモンを分泌し体を守ります。たとえば副腎皮質ホルモンは炎症を抑えたり、血液中のブドウ糖の濃度を上昇させたりします。その一方でCRHはさまざまなストレスに関係した心の反応に関与することが分かってきました。その一つが飲酒行動です。

さて、ドイツのマックスプランク研究所のシラバーらはこのCRHが脳の中で結合するCRH1受容体の遺伝子を除去することによりCRHが分泌されてもその働きが発揮できないようなネズミを作りました（このようなネズミをノックアウトマウスと呼びます）。その上でこのノックアウトマウスと正常のネズミにくり返しストレスを与えたのちに起こる飲酒行動について比較研究しました。彼等はネズミに対するストレスとして、ある飼育箱にそれらのネズミよりやや年上の雄ネズミをあらかじめ飼っておき、その飼育箱にそれらのネズミを一匹ずつ15分だけ入れるというパラダイムを採用しました。新入りのネズミが飼育箱に入ると1分以内にその新入りネズミは古顔のネズミに攻撃されます。最初の攻撃の後、新入りネズミは透けてみえるメッシュ（網）によって古顔のネズミから隔離され攻撃は免れますが、その後の14分くらいの間はその飼育箱の中で古顔のネズミと顔を突き合わせているので心理的なストレスを受け続けます。このストレスを一日一回連続三日間与えました。そしてこの間ネズミが自由にエタノールを飲めるような状態にしておくと、ネズミがストレスにさらされている間はノックアウトマウスが飲むエタノールの量は正常のネズミと差がなかったのですが、驚いたことにストレスを与えた三週後からノックアウトマウスの飲むエタノールの量のみが急激に上昇しました。

この後、ネズミたちは二回目の反復ストレスにさらされます。今度は水槽の中で5分の間強制的に泳がされます。この水泳のストレスは身体的な面と心理的な面の両方があるらしいのですが、ともかくこの水泳を三日間連続行ったときの観察では、ストレスを与えられた日の飲酒量はノックアウトマウス、正常マウスともにやや減りますが、三週後再びノックアウトマウスの方のみが急激に多くのエタノールを飲み始めます。この飲酒量の増加は少なくとも六カ月後にはまだ持続していたといいます。

この実験は2002年の「サイエンス誌」に掲載されたものですが、ストレスと飲酒行動との関係に多くの新しい事実を呈示しています。まずストレスは恐らく人間においても飲酒行動を誘発する要素を持っている、そしてしかもその効果は脳の長期にわたる変化（ひいては人間の長期にわたる飲酒行動の変化）を生じさせうるということです。実際、１９４０年代の研究ですが、ストレスのレベルが高い国ほど酒乱が多かったというデータがあります。しかもそのメカニズムは人間特有のものではなく、ネズミのような動物の脳にもあるものだというから少し驚きです。第二にはストレスの飲酒行動誘発作用はＣＲＨの働きによって抑えられているということです。

痛みと遺伝子

ストレスに対する反応は人によってかなりの個人差があります。たとえば痛みを例にとってみれば、かなりの痛みにも耐えられる人もいれば、軽い痛みでもそれが気になってしまって精神的に落ち込んでしまったりする人もいます。そうした痛みに対する人の反応がＣＯＭＴ（catechol-O-methyltransferase）という遺伝子の多型と関連しているということが２００３年の「サイエンス誌」に報告されました。実はＣＯＭＴは脳の中で重要な神経伝達物質であるドーパミンやノルアドレナリンを合成する役目を果たしています。COMT遺伝子の158番目のアミノ酸がメチオニンになっている人とバリンになっている人がいるのですが、メチオニンになっている人の方が痛みに対する忍耐力が弱いことが分かりました。そしてPETで調べて見るとメチオニンの人の方が痛みを感じた時の脳内麻薬の働きが弱いことが分かったのです。このように人間の性格や情緒といった精神的な個人差と遺伝子多型との関係が分かってきたということは現代医学の大きな進歩の一つです。

酒はストレスを発散するか?

ストレスが飲酒行動を誘発するという事実は逆に飲酒がストレスを解消する作用を持つのではないかということを示唆しています。実際、酒はストレスに対する生理学的反応、たとえば不安・緊張・恐怖といった感情や心拍数の上昇などを弱める働きがあります。しかし酒はどんな状況でもストレス発散につながるわけではなく、ある限られた条件が整ったときのみにストレスを発散できるのだという研究データが出ています。すなわち、ストレスを受けた後(たとえば仕事で嫌なことがあった日の夜)に酒を飲んだとします。そのとき一人で見知らぬバーなどで飲んだ場合、ストレスを解消するどころか逆にストレスが増えてしまうというデータが出てしまいました。これは飲酒時にその人の注意がストレッサー（ストレスを引き起こす刺激）の方に集中してしまったためと解釈されています。一方、仲の良い友人と一緒に飲んだ場合は、その間はストレッサーから注意がそれていたためにストレスが解消されたと考えられる結果が観察されました。この現象は"attention-allocation model"と呼ばれ、これは要するに飲酒時に注意がどこへ向いているかということが、ストレスが解消されるかどうかに大きな影響を与えると解釈されます。なんとなく分かるような気がしますね。

「精神的なストレスがたまる」とよく言います。強いストレスを感じたり、嫌なことが何度も続くと心理的にきびしい状態が長く続くようになりますね。たとえば朝、何か嫌なことがあると一日中精神的に落ち込むことがありますし、ストレスがたまると慢性的にうつ状態になってしまうことがあります。このことはストレッサーによって脳の中の生理的な状態に変化を生じ、その変化が何らかの形で長い間脳の中に存在し続けるということを意味しています。そして酒はそうした脳の中に維持されている変化をある程度リセットするような働きを持っている可能性があります。このことについての科学的裏付けとなるような実験的な証拠はまだあまり出ていないようですが、だとすればこれも次項で述べる脳の可塑性と関連した現象なのかもしれません。

以上のようにストレスは私たちが意識できる部分もありますが、意識に上らない状態で蓄積していくこともあると思います。いずれにせよ、こうしたストレスの蓄積は無意識のうちに私たちの無理な飲酒行動を誘発している危険性があります。また一人で酒を飲むことがかえってストレスを増やす結果になったように、酒によるストレス解消はそのための条件が整わなければ逆効果になる恐れがあります。この際、一人で黙って酒を飲むというのは恐らく最悪のやり方と考えられます。すなわち飲酒時に酒を飲む以外の何か楽しいことをするということが重要です。ただ酒を飲むのではなく友人と会話を楽しんだり、あるいはカラオケもいいのではないかと思います。また一般に知られているようにスポーツなどで体を動かしたり、音楽を聴いたり、花を育てたりといった、より健康的なストレス解消法があります。この場合でも留意すべきこととしては"attention-allocation model"からすれば、ストレッサーから如何に注意をそらすか、あるいはストレッサーを如何に忘れるかということかと思います。

注意しなければならないのは、飲酒によるストレス解消は右に述べたようにあくまでストレッサーから注意をそらすことによるものであり、ストレスの根本的な解決ではないということです。飲酒によってストレスは解消できないというつもりはありませんが、ストレスのもととなる状況に常に立ち向かい、なんとかその状況を変えてやろうという気持ちは持っている必要があります。

「依存」のメカニズム

可塑性とは形を変えられるというほどの意味ですが、この可塑性は脳の大きな特徴の一つと考えられています。そして脳の可塑性はほぼ生涯にわたるような長期間にわたって維持しうるというのが特徴です。脳の可塑性は記憶という現象に最も典型的にみることができますが、依存形成もその一つです。

たとえばある人がアルコール依存症になったとします。そしてその人がいろいろな治療を受けることによって長期的な断酒に成功したとします。10年以上一滴も酒を飲まなかったとして、その人がある日やむをえない理由で一口の酒を口にしたとしたらどうなるでしょうか？　ほぼ確実にその日からその人は酒びたりの生活に戻ってしまいます。いわゆる依存症の再発ですが、いったんアルコール依存症になった人は生涯にわたって再発の危険性があると考えられています。これはアルコールの乱用によって脳に依存形成というある変化が起こったこと、そしてその変化が生涯にわたって維持されているということを意味しています。アルコール依存症は治らないとかつては考えられていました。今でこそ相当の患者さんが長期断酒に成功するようになりましたが、依存形成という脳の中の変化が生涯にわたって続くという意味に限って言えば治らないという方が当たっていると思います。そしてこの認識はアルコール依存症の患者さんのみならず、酒飲みならば是非知っておく必要のあることの一つでしょう。

「依存」の物質的基盤

この依存の生物学的なメカニズムについての手がかりが近年少しずつ明らかになってきています。その一つはＣＲＥＢ（cAMP response element binding protein）と呼ばれているたんぱく質です。CREBの遺伝子を除去してCREBを体内で合成することができないようにしたネズミでは麻薬への依存が起こりにくいということが分かっています。またCREBの合成される量を側坐核で人工的に増やしてやると麻薬やコカインを投与したときの快感を感じにくくなるらしいことも分かっています。CREBは細胞の中で非常に多くのたんぱく質の合成を促進する作用があり、その意味で細胞の働きを調節する上で特に重要なたんぱく質の一つと考えられるわけです。しかしCREBは細胞の中で比較的迅速に分解されるため、依存が長期的に維持されるという現象はこのCREBによっては説明しにくいのです。

依存の長期的な維持に関連があるのではないかと思われているのがデルタFosBというたんぱく質です。なぜならデルタFosBはある種の依存を引き起こす薬を繰り返し投与すると細胞の中にどんどん蓄積していくことが分かっているからです。このことはデルタFosBがかなりの長期間のあいだ神経細胞の中に存在し続けることによって形成された依存を長期にわたって維持するという可能性を示唆しています。実際、エタノールの慢性的投与によってデルタFosBが側坐核の細胞の中で合成されることが明らかになっています。また側坐核のデルタＦｏｓＢの合成を促進するとコカインやモルヒネを投与したときの快感が増すらしいことも分かってきています。しかしながらこのデルタＦｏｓＢも薬の投与中止後は徐々に分解されて１、２カ月の間にもとの量まで戻ってしまうので、生涯にわたるような長期の依存形成の維持を説明することはできません。

生涯にわたるような長期の依存形成には、シナプスが新たに作られることにより神経細胞のネットワークの構造が変化するという現象が関与している可能性はあります。しかしこのあたりのことはまだまだ解明されていない部分が多く、今後の研究の進展が期待されるところです。

精神依存と身体依存

さて依存、依存と書いてきましたが、いったいアルコール依存症とはどういうものなのかきちんと理解している方は少ないと思います。

アルコール依存は大きく分けて身体依存と精神依存の二つがあります。精神依存とは、他のもっと自分にとって重要なこと、たとえば会社の重要な会議とか自分の仕事そのものを放棄してさえもアルコールを摂取したいという強い欲求や、大量の連続的な飲酒を抑えることができない状態をいいます。精神依存が典型的に引き起こすのはアルコール探索行動と呼ばれる行動です。これは酒を飲みたいという強い欲求のために、手元に酒がないときにあらゆる手段を使って酒を手に入れようとする行動をいいます。たとえば夜中に酒がない、しかも近くに酒を売っている店がないといった状況のときに、電車で遠く離れた駅まで行って酒を買ってくるといった行動がこれにあたります。皆さんの中にもこれに思い当たる人は少なくないのではありませんか？　これに思い当たる人は自分の脳の中にすでに精神依存が形成されはじめていると考えていただいて差し支えないと思います。そしてこの精神依存の方が一般的に理解されている依存症かと思います。

アルコールを飲みたいという強い欲求（クレイビング）をもう少し学問的に解説するならば、酒を何らかの形で思い出させるような刺激や想念によって激しく飲酒したいという欲求が出現するということです。具体的には酒の匂いや居酒屋の赤提灯の光といった刺激が挙げられますが、この刺激や想念の種類は人によって大きく異なります。このクレイビングのメカニズムを解明することはアルコール依存症の治療の上で大変重要です。なぜならいったんは断酒を志したアルコール依存症の患者さんが再び酒を飲みだしてしまうのは多くの場合、このクレイビングに負けてしまうことが原因と考えられるからです。すなわちこのクレイビングのメカニズムを解明することによってクレイビングが起こらないようにすることができれば、それはアルコール依存症のかなり根本に迫る治療法となります。こうしたことからクレイビングのメカニズムについての研究は世界中で行われているわけですが、最近になって飛躍的に進歩した脳機能を画像化する技術を用いることによってそのメカニズムの本格的な解明が始まろうとしています。

脳内の飲酒欲求

脳機能の画像化の技術は20世紀に起こった医学の進歩の中でも最も顕著なものの一つと考えられています。現在、脳の機能を画像化する方法として3種類のものが挙げられます。それは機能的ＭＲＩ、スペクト（single photon emission computed tomography：SPECT）、ＰＥＴと呼ばれるものです。これらの一つ一つについての解説は省きますが、これらの検査は脳の中で特に活発に活動している部分がどこなのかということを正確に写しだします。たとえばスペクトの写真では脳の中で血液の流れが大きい部分ほど黒く濃く写し出します（図8）。原理は次のようなものだと考えてください。脳の中で神経細胞が活発に活動しているとき、当然神経細胞は大変なエネルギーを消費しています。実際、体の細胞の中で最も活発にエネルギーを消費するのは神経細胞だといわれています。神経細胞がエネルギーを消費するとき、そのエネルギー源として使われる酸素やブドウ糖をどんどん供給するために、その部分に流れる血液の量は急速に増えていきます。消費される酸素やブドウ糖の量も増加します。先に出てきた三つの検査はこれらの変化した血流量や酸素やブドウ糖の代謝を正確に計測することができる方法なのです。たとえば会話をしているときにこれらの検査を行えば、大脳の中の言語野が活動していることが写真として写しだされます。右手を動かしているときには右手を動かす指令を出している運動野の

図8　スペクト（SPECT）

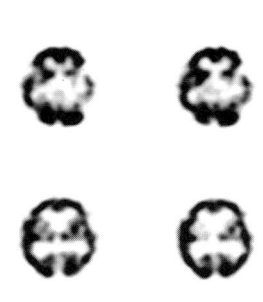

中の比較的下の方の一部分のみが写しだされることになります。

先にも述べたように飲酒欲求やクレイビングの画像化についての研究は本当に始まったばかりであり、まだ十分なデータの蓄積はありません。しかし現在までに分かったところではクレイビングのときに活動が高まるのは次のような脳の領域でした。前頭葉皮質（特に背外側前頭葉皮質、前帯状回、眼窩皮質など）、側坐核、尾状核、扁桃核、視床。そしてこれらの領域は以前からクレイビングと関連しているのではないかと疑われていた脳の領域とある程度一致していたのです。

飲酒欲求を作る回路

結論を先に言いますと、先に出てきたクレイビングのときに働く脳の領域は基底核―視床―大脳皮質回路と呼ばれる大脳の連絡路にすべて含まれているものでした。この基底核―視床―大脳皮質回路は、人間がある特定の場面に遭遇したときに様々な行動の報酬とそれに伴うリスクを過去の経験に照らして判断することによってどのような行動をとるのかを選択するという、非常に高度な機能を果たしていると考えられています。重要なことはこの経路の中に報酬の中枢である側坐核と、感情の中枢でありかつ外界の刺激が報酬をもたらすか罰をもたらすかを判断するといわれる扁桃核が含まれているということです。さらに前からたびたび出てくるA10神経がこの基底核―視床―大脳皮質回路の中の各領域のほとんどのものと連絡しています（これらは、人間の行動の選択は多くの場合理性的に行われていると思いがちですが、その実、好きか嫌いか、快感を得られるかどうかといった極めて感情的な影響に左右されているという事実を裏付けています）。このことから現在クレイビングのメカニズムとして次のような仮説が立てられています。

酒を飲んでA10神経の活動が高まると、大脳は快感を感じるとともに基底核―視床―大脳皮質回路の働きによって飲酒行動が報酬をもたらす行動であると学習します。飲酒行動のもたらす報酬は実は極めて人工的・仮想的な報酬なのですが、この際、基底核―視床―大脳皮質回路としてはそういう報酬の質的な判断を行うことが本分ではないので、そうしたことにはお構いなしに働きます。飲酒行動が反復されるほどにこの学習は強化され、同時に酒の存在を予想させる刺激、酒の匂いなどの刺激をも報酬を予想させるものとして学習していきます。そしてある日突然、大脳は酒の匂いがするのに飲酒行動とそれに伴う報酬につながらないという状況に遭遇します。これがクレイビングにつながるというわけです。このようなことから理解されるのは大脳の働きの多くが意識には上らないということです。大脳が飲酒行動とそれによって得られる報酬とを強く結び付けていく学習過程は決して意識に上ることはありません。しかしその意識されない大脳辺縁系や基底核—視床—大脳皮質回路によって作られるクレイビングは、少なくともアルコール依存症患者においては酒を飲んではならないという、恐らくは前頭葉が中心となって下す理性的な判断をしばしばくつがえすような、ある意味原始的な強さを持っているといえます。逆に言えば遺伝的にみて酒乱になる人やアルコール依存症の患者さんは、高度な判断を下す前頭葉を凌駕する強力な大脳辺縁系や基底核—視床—大脳皮質回路を持っているのかもしれません。

身体依存

精神依存とは別に身体依存というものがあります。身体依存とはアルコールを中止すると離脱症状（＝禁断症状。医学的には離脱症状という用語の方が一般的に使われます）が出るようになった状態のことをいいます。具体的には手のふるえ、発汗、不眠、吐き気、嘔吐、焦燥感、幻聴、けいれん発作などを指しますが、患者さんに聞いてみると、「とにかく体の調子が悪くてだるくてしょうがない」とか「眠りたくても絶対に眠れないんだ」とかいろいろな訴え方をしますが、まあとにかく患者さんにとっては地獄の苦しみだということらしいのです。患者さんに共通しているのはそれが「酒を飲むとすっとおさまって楽になる」ということであって、確かにこれでは酒が止められないのも不思議ではないという気がします。

離脱症状も重症になると視覚を中心とした幻覚が現われるのが特徴で、特に壁や床、空中などに蜘蛛《くも》や蟻のような小動物や小人が多数うごめいて見えるという恐怖漫画に出てきそうな強烈な幻視が典型的にみられます。このときは意識状態ももちろん明瞭ではなく、周りの状況が正しく認識できない、医学用語では「せん妄《もう》」という半分興奮状態の意識障害に陥っている状態となり、長くて二、三日続きますがその時期が過ぎると何事もなかったかのように意識が回復するのが特徴です。もちろん本人はその間のことはまったく記憶していません。

私の知っている患者さんで普段は至ってものわかりのいい人がいるのですが、入院後一、二日たったある夜、突然「家に帰る」と言い出したことがあります。行ってみると普通に会話もできるようなのですが、いらいらと落ち着かない様子で「家に帰る」と言い張って聞きません。これは離脱症状だなと考え、保護室（原則として患者さんの安全確保のために入っていただくカギ付の部屋）に入っていただいたのですが、その患者さんは一晩中その部屋のドアを叩き続けていました。翌日病院にいって聞いてみると、案の定その患者さんは何事もなかったようにケロッとしており、いつもの落ち着いた様子で「昨晩のことは何も覚えていません」といったものです。このように離脱症状の意識の変容というものはなかなか分かりにくいこともあり、患者さんの家族などが事の重大性になかなか気付きにくい場合があります。

この二つの依存、身体依存と精神依存が形成されて出てくるアルコール依存症の典型的な行動が連続飲酒です。連続飲酒とは文字どおりアルコールを連続的に摂取するという状態であり、飲酒行動に対してコントロールができなくなった状態です。これは多量の飲酒→飲酒の中断→中断後まもなく始まる離脱症状→離脱症状を消すための飲酒という悪循環にはまることによって出現するものと考えられています。このことを示したサルを用いた大変興味深い実験があるので紹介しましょう。

この実験はアカゲザルを用いたもので、サルがレバーを押すと一定量のアルコールが自分の体内に投与されるようにしたものですが、エタノールを好むサルを用いると実験当初から連続飲酒発作を起こしてしまいます。実験を開始するとサルのレバー押し頻度はたちまち上昇し、連続します。この頻回のレバー押しは一、二週間続いて突然停止し、その際手足のふるえや発汗、興奮などの離脱症状が観察されますが、約三日後には再びレバー押しが始まり、たちまち頻度が上昇します。こうした周期性はくり返されるうちに目立たなくなり、サルは休むことなくレバーを押し続け、約50日目から次第に衰弱し死に至るというものです。ところがエタノールの摂取可能時間を一日に三時間に限定したプログラムでは、実験期間（三〜八カ月）を通じて一定した血中アルコール濃度を維持し、衰弱死することもなかったといいます。すなわちこの実験は連続飲酒発作において、連続飲酒自体が連続飲酒を継続させる原因となるいわゆる悪循環が存在することを示唆しています。

この連続飲酒発作が出現すると、いよいよ真の意味でのアルコール依存症となってきます。このようにアルコール依存症になると飲酒行動をあらゆるものに優先する結果として、職業にはもちろんつけませんし、アルコールそのものの毒性によってさまざまな臓器障害が起こることによって身体そのものが障害を受け、断酒に成功できない患者さんはあまり長くは生きられません（肝硬変はアルコールの臓器障害としてもっとも有名ですが、脳神経系にもさまざまな合併症が起こってきます。いわゆる痴呆症状もその一つですが、これについては後で述べたいと思います）。一方、断酒できた患者さんにおいても先ほど述べたように生涯の間再発の危険性があり、こうしてみていくとアルコール依存症が如何に恐ろしい疾患であるかということが分かってきます。

ただし、治療面では、かつてアルコール依存症は治らないと言われていた時代とは異なり、特に日本では久里浜病院を含めていくつかのアルコール依存症専門病院があり大きな成果を挙げています。このことについては本書の趣旨から少し外れるので他の書籍をお読みいただきたいと思いますが、ハーバード大学のヴァイラント教授は長年の追跡調査から、アルコール依存症の治療において医者や医者の用いる薬剤の果たす役割はあくまで補助的なものであり、長期断酒の成功の鍵はアルコホーリクス・アノニマス（AA）であると述べています。AAとはアルコール依存症患者自身によって構成される組織であり、断酒を継続することを目的として定期的にミーティングを開いています。もともと米国で作られたものですが、日本にもあります。ヴァイラント教授の研究の結果、長期断酒に成功した者の大多数はこのAAに継続して出席していたことが分かりました。教授はこのAAがアルコール依存症の治療として有効なのは、それがアルコールに代わる新たな依存対象を患者さんに与えてくれるからであると述べています。その新たな依存対象は家族や他の患者さんとの人間関係であり、また宗教的なものでもあるということです。

確かに新たな依存対象を患者さんに与えるという側面はアルコール依存症の治療になくてはならないものですが、くり返し言ってきたように生涯にわたって持続する脳の依存形成を取り除くことができない限り、医者がアルコール依存症を治すことはむずかしいことなのかもしれません。

依存症の予防

アルコール依存症の予防は治療と同じかむしろそれ以上の重要性を持っていると考えられます。アルコール依存症の根本的な治療は脳にいったん形成された依存性を消すことと考えられるのですが、そういう魔法のような薬が果たして開発できるのかどうかまだ全く分かっていません。なぜなら、依存形成そのもののメカニズムが未だ解明されていないからです。とすれば、アルコール依存症になる可能性のある人を見分けて、その人が酒を飲まないようにする方がずっと簡単だと思います。

ではアルコール依存症になる可能性があるかどうかを事前に見分けることができるのでしょうか？　その答えは恐らく「イエス」です。なぜなら、アルコール依存症になりやすいと考えられる人間の性格や資質といったものの多くが遺伝的な影響を強く受けていると考えられるからです。このうちはっきりとアルコール依存症との関係が分かっているのはアルコール脱水素酵素、アルデヒド脱水素酵素のみですが、今後これらの多くが徐々に解明されていくのではないかと期待されます。今、米国ではコネチカット大学のヘッセルブルック教授を中心にアルコール依存症患者さんの遺伝子を材料として、アルコール依存症になりやすい遺伝子多型を探す国家的なプロジェクトが進行しています。アルコール依存症関連遺伝子は何十個と存在する可能性があり、それらの複雑な相互作用でアルコール依存症になりやすいかどうかが決まっています。また当然、酒を倫理的に肯定する家庭や社会環境の中で育ったかどうかというような環境要因も関係してきますので、アルコール依存症の発症のメカニズムは大変複雑なものであり、その中から一つ一つ関連のある遺伝子を同定していく作業というのはなかなか困難なものだろうと推測しますが、画期的な成果が出ることを期待したいと思います。

7 酒乱——その大脳生理学的解釈

日本人にはなぜ酒乱が多いのか？

酒乱とは読んで字のごとく酒を飲んで乱れる人のことをいいます。なぜ酒を飲んで乱れる人がこんなにも多いのか？　それはまず酒を飲む動機という問題があります。酒飲みの全員とは言いませんが、かなりの人は酒を飲んで乱れたいという心理的欲求があると思います。これは酒を飲む動機としては十分に強いものであって、羽目《はめ》を外すことによってストレスを解消しようという目論見もそこにはあるでしょう。特に日本では酒の効用としてこのことが社会的に容認されてきた歴史があります。いわゆる「無礼講」という言葉にそれは典型的に現われています。

また「ハレ」と「ケ」という言葉も祭の日に酒を飲む日本の風習と密接に結び付いて

います。社会生活は私たちにいろいろな欲求をコントロールすることを要求し、時にはやりたくないことも強制してきますから、社会生活の中で全くストレスを感じない人はまずいないだろうと思います。したがってストレスの発散の場所をどこかに与えなければ精神的に破綻をきたしたり、そこまでいかなくとも仕事の能率が大きく下がってしまう人も増えてきます。そこで日本ではハレという、通常の社会生活を営む日とは異質の日を設定し、その日のストレス発散のための重要な道具として酒を利用してきたのです。要するに日本に酒乱が多いのは、日本社会が伝統的にそれをある程度容認しているからというのが一つの背景としてあると思います。

逆に欧米諸国では人前で酔っ払うというのはどちらかというとマナーに反する行為と考える国が多いようです。この点で米国のイタリア系社会などでみられる、飲酒量が多い割に酒乱が少ないという現象は注目されます。これについても後で詳しく述べますが、要するにその社会のコンセンサスを得たモラルが飲酒時の行動を制約しているのでしょう。

いい酒乱と悪い酒乱

さて酒乱とは何かということを科学的に定義しておく必要があります。大酒家という言葉がありますが、こちらの方は単に酒を大量に飲む人という意味ですから少しニュアンスが違いますね。実際、大酒を飲んでもあまり酔っ払って騒いだりしない、おとなしい酒飲みも存在します。こういう酒飲みはあまり人に迷惑をかけることのない「上品な酒飲み」であるわけです。科学的には酒乱とは「エタノールによって大脳皮質が麻痺し、社会的な規範を逸脱する言動が出現している状態、ないしはそういった状態にしばしば陥る人」というような定義になると思います。当然のことですが、いろいろな問題発言や問題行動を起こすタイプの酒飲みです。大脳皮質が麻痺している人間というものを頭に思い浮かべるとき、そのイメージはどこかユーモラスなものを感じさせます。そうしたせいもあって憎めない酒乱も巷《ちまた》にはよくいます。恐らく私たちは酒乱に対して意識することなくある評価を下しています。それは関係者に容認された酒乱でむしろその人と一緒に飲みたいと思うような酒乱なのか、逆に関係者から忌避される、その人とは一緒に飲みたくない酒乱なのかということです。

これはその人の性格もあるかとは思いますが、社会的規範の逸脱の程度にもよると思います。私たちの社会生活の中にはいろいろな守るべきルールがあります。しかしその中でも人前で卑猥な話題を出さないこととか暴力を振るってはならないといったような、それを守ることを誰もが当然と思っているものもあれば、どちらかというと非合理的ではないかと感じるようなルールもあります。

たとえば日本の社会においては歴史的に言って、目上の人に逆らってはならないとか年上の人を敬ったりしなければならないといった部分が、自分自身の意見を自由に述べるということよりも優先されてきたきらいがあります。そして酒を飲んだときにルールを破ってしまうのが酒乱ですが、日本社会においてはハレのときにルールを破ることがむしろ容認されている面があって、特にどちらかというと非合理的ではないかと皆が思っているようなルールを酒の勢いで破ってしまったような場合は、その場にいる皆のストレスを解消するような効果をもたらすかもしれません。逆に酒の席であれ破ってはならないルールがあって、そういったルールを破ることはない。こういった種の酒乱はむしろ関係者に受け入れられるものだと思います。またこうした良性の酒乱は真の意味で大脳皮質は麻痺していないのでしょう。

酒乱のもう一方の極端な例は医学的には「複雑酩酊」と呼ばれる状態であり、異常な興奮がみられ、行動が短絡的・暴発的となり、時に激情犯罪に結び付くといわれるものです。「悪性酒乱」と呼んでもよいかもしれません。悪性酒乱では恐らく大脳皮質の大部分が麻痺に陥り、道徳的な規範などが守れなくなっている状態と考えられ、人々に決して容認されることはなく、むしろ周囲の人たちはこういった人には酒を飲ませないような手段を講じることでしょう。

また一般の人々の頭に浮かぶ酒乱とはここまでだと思いますが、さらにひどい酒乱として「病的酩酊」といわれる状態があります。病的酩酊とは通常激しい興奮がみられ、幻覚や被害妄想を生じ、周囲の状況を正しく把握できていない、いわゆる意識障害がみられます。この病的酩酊は脳にもともとある障害を持っている人に多くみられますが、脳に障害のない人にも起こりうることが知られており、そのメカニズムについてははっきりしたことは分かっていません。この病的酩酊はやはりしばしば犯罪に結び付き、本人の責任能力があったのかどうかということが常に問題になります。しかし最近は酒を飲んだこと自体が本人の意志であるという観点から厳しい判決が降りることが多いといいます。

遺伝子多型と酒乱の関係

では酒乱になる人とならない人がいるのはなぜなのでしょうか？　私は酒乱はやはり一種の病気と考えてよいと思います。前に述べたように、酒乱にも程度の軽い重いや良性悪性などいろいろな種類があり、一概には言えない部分もありますが、さまざまな病気と同じく遺伝的な要因と環境的な要因があるだろうと思います。

酒乱と間違いなく関係している遺伝子多型は、今までも繰り返しでてきたアルコール脱水素酵素とアルデヒド脱水素酵素です。まずアルデヒド脱水素酵素の下戸遺伝子多型を持っている人は非常に酒乱にはなりにくいと考えられます。酒を飲むと体内にすぐにアセトアルデヒドがたまってくるために、その毒性によるさまざまな症状が出て、酒を飲んでも気持ちよくはならないためです。その症状とは顔が赤くなったり、吐き気がしたり、動悸や冷や汗が出たりするということです。

アルコール脱水素酵素についても、その遺伝子多型は人間の飲酒行動にかなり影響していると考えられます。アルコール脱水素酵素においてその酵素活性が亢進する遺伝子多型をADH2*2、逆に酵素活性が低下する多型をADH2*1と呼んでいます。この遺伝子多型が人間の飲酒行動に具体的にどのように影響するかということについての研究は驚くほどになされていないのが現状であり、ここでその答えを正確に述べることもできません。しかし経験的にいうと大変面白いことを私たちは観察しています。経験的にというのは、久里浜病院ではいろいろな研究目的で私自身を含めて医者が実験台になることがしばしばあり、その関係で当院の医者は大体全員、自分のアルコール脱水素酵素とアルデヒド脱水素酵素の遺伝子多型を調べて分かっています。その私たち仲間内の医者の遺伝子多型と日頃の酒の飲み方を対比してみて分かってきたことがあります。というのはどうもADH2*2を二つ持っている人は酒乱に近い飲み方をするのです。ここで酒乱に近いというのは、酒を飲む速度が速く、かつ盛り上がるかどうかということと、ブラックアウトを経験したことがあるかどうかという点で判断しています。逆にADH2*1を二つ持っている人はどちらかというとおとなしい飲み方をしますが、酒量はかなりいけるいわゆる酒豪タイプです。ＡＤＨ２*１とＡＤＨ２*２を一つずつ持っている人はこれらの中間の飲み方をします。しかし前に述べたアルコールクランプ法の結果からいうと、ＡＤＨ２*１を持っている人の方がアルコールの分解速度は速いのです。こうしてみるとＡＤＨ２*２を持つ人の場合、実はアルコールの分解速度が遅いため、酒量はそれほどでもないけれど飲酒時の血中アルコール濃度が急速に上昇し、ブラックアウトなどを起こして「爆発」する。一方、ＡＤＨ２*１を持つ酒豪タイプでは、アルコールがすぐに分解されるので量はいけるけれども、血中アルコール濃度が上がりにくいのでなかなか盛り上がらない、ということではないかと思います。この意味で半分冗談めかしてではありますが、私たちはＡＤＨ２*２を「酒乱」遺伝子、ＡＤＨ２*１を「酒豪」遺伝子と呼んでいます。

しかしこのことについては私たち仲間内の医者という特殊な少数例から導き出した仮説に過ぎないことに注意しなければなりません。一つ面白いと思われる点は、ＡＤＨ２*２を持つ人よりもＡＤＨ２*１を持つ人の方がアルコール依存症になりやすいということです。私たちの仲間内でＡＤＨ２*１を持つ人が酒乱的な飲み方をしないということは、逆に言えばこの遺伝子多型を持つ人で酒乱になる人はすぐにアルコール依存症になってしまうので、そういう人は多忙な医者というような仕事はできないという理由も考えられます。しかしそうだとすると同じＡＤＨ２＊１を持つ人の間で酒乱になる人とならない人を分けているのは何なのかという疑問が起こってきます。

いずれにせよ、このあたりのことは従来の医学研究の関心があまり向いていなかったところで、まだまだ分かっていないことが多く残されています。特にアルデヒド脱水素酵素の下戸遺伝子多型やアルコール脱水素酵素遺伝子多型は東洋人にしかみられないものなので、欧米でのデータがほとんどないという事情もあります。しかし、私たちはアルコールクランプ法の実験などを通じてこれらの遺伝子多型と人の飲酒行動との関係について解明していきたいと考えています。

脳の報酬系

さて恐らく酒乱に関連するもう一つの遺伝子要因は、間違いなくヒトの脳の報酬系に関連する遺伝子多型でしょう。生まれつき短気なのか気が長いのか、根気強いかすぐ気が変わるか、外向的か内向的か、おしゃべりか無口か、こういった人間の気質はもちろん育った家庭や学校などに代表される環境要因によっても影響されますが、それと少なくとも同じくらいには遺伝的な要因が影響するように思われます。そして現在では人間の気質や性格といったものは遺伝子多型がそれを決定する大きな要因となっていると考えられています。

脳の報酬系から見ると、酒乱は間違いなく脳の報酬系、特にドーパミンや脳内麻薬の働きと関係があると考えられます。すなわち、酒乱が酒による快感や充足感といったものを極限まで強く感じている狂騒状態としますと、そのときに脳の中、特にA10神経や側座核では脳内麻薬やドーパミンが大量に放出されていると考えられます。たとえば脳のドーパミンを分解する酵素の活性を減少させるような酵素や、ドーパミン受容体の働きを亢進させるような遺伝子多型を持っている人は、結果的にドーパミンの働きが強くなり、飲酒時の快感をより強く感じることができるので、酒を飲んだときに盛り上がりやすくなり、酒乱になっていくのだと思われます。

しかしながら酒乱が単純にドーパミンの働きが活発な人とばかりは言えない面もあり

ます。日常生活でドーパミンが活発に働く人は、恐らく日頃から活発で何事にも積極的に取り組むのではないかという気がします。しかし、酒乱の場合、どちらかというと日頃はおとなしいのが酒を飲むと突然人が変わって狂騒状態になるという人がしばしばいます。こうした人は日頃はどちらかというとドーパミンの働きが抑制されているのだけれども、酒を飲むとその抑制がとれてドーパミンが働きだすのだというふうにも考えられます。

「下戸」遺伝子多型

逆に、まず酒乱にならないのはアルデヒド脱水素酵素の下戸遺伝子多型を持っている人です。日本人の半数はこの遺伝子多型を持っているので、私たちの同僚の中にも当然何人かこの遺伝子多型を持っている人がいます。この遺伝子多型を持っている人が人生において最初に酒を飲んだときは必ず顔が赤くなります。そして飲みだすとすぐに気持ち悪くなってしまって、決して多くの量の酒を飲むことはできません。しかしながら、これらの人も何度も酒を飲んでいるうちにだんだん飲める量が増えてきます。これは肝臓においてMEOSと呼ばれる酵素が増えてくるためであることは前に書きました。この働きによってかなり飲めるようになる人もいますが、まず酒乱になることはありません。やはり酒乱になるためには血中アルコール濃度が0・2%を超えることが必要条件と考えられます。下戸遺伝子多型を持つ人はどんなに訓練を積んでも血中濃度が0・2%を超えるような酒の飲み方はできないようです。

したがって下戸遺伝子多型を持っている人は宴会の席で酒乱の興奮を鎮めたり、介抱したりといったどちらかというと損な役回りをすることになります。日本で宴会がこんなにも盛んに行われるのはもしかしたら、酒乱の人数分以上に必ず介抱役の下戸がいるので、それでバランスがとれているせいかもしれません。もし日本人に下戸遺伝子多型がなかったら、酒乱が増えすぎて宴会そのものが成り立たなくなってしまうかもしれません。

余談になりますが、私の生きている時代に限って言えば医者の中で教授などに出世する人は下戸遺伝子多型を持っている人が多いような印象があります。実際、私は下戸遺伝子多型を持っていませんが、医者という仕事をやってみてそれが有利に働いたことはあまりなかったような気がします。結局、酒を飲んでいる間は楽しいのですが、下戸の人は酒を飲みにいかない分だけ医学の勉強をする時間が増えるから偉くなるのかなという気がします。逆に酒の付き合いが仕事とも関係するサラリーマンの社会などでは下戸遺伝子多型を持っている人は出世しにくいのでしょうか？　一度統計をとってみると面白いのではないかと思います。

酒乱になる人

こうしたことを総合して考えると酒乱になるための必要条件はアルコール脱水素酵素の「酒乱」遺伝子多型ＡＤＨ2*2を持っていて、かつアルデヒド脱水素酵素の「下戸」遺伝子多型を持っていない人ということになりそうです。この条件は日本人のだいたい六人に一人が満たします。そしてこれを満たす人は私たちの経験からいうとかなりの確率で酒乱的な飲み方をします。考えてみればこの遺伝子多型の組み合わせはそれぞれの人がまったく偶然に持ち合わせているわけですが、たった2個のアミノ酸の違いによってここまで酒の飲み方に影響するのかと思うと不思議です。下手をすると人生にまで大きな影響を与えかねません。私などは今言った六人に一人の条件を満たすわけですが、おかげで若い頃ずいぶん酒を飲んで貴重な時間を無駄遣いしたなと今ではやや後悔する気持ちがあります。それは置いておいて、これらの遺伝子多型と飲酒行動の研究は是非さらにすすめてはっきりした結果を出したいと思います。そして若い人にそれぞれの遺伝子多型に応じて酒の飲み方についての教育を行うというようなことができたらいいと思います。飲酒のオーダーメイド教育とでも名づけましょうか。

さてさらに酒乱になる人の条件を挙げるならば、もともと報酬系としてのドーパミンや脳内麻薬の働きは十分にあるのだけれども、日常生活においてそれがいろいろなストレスなどによって抑制されている人ということになるでしょうか。人間の社会においては会社などに入社しようものならやりたいことを我慢しなければならない場面ばかりです。そして苦労の割にはドーパミンを思い切り放出できるような報酬はなかなか得られない。必然的にアルコールのように手軽にドーパミンを放出させてくれるものへ眼がいきます。この意味では日本のサラリーマンなどは誰でも酒乱になるべき素質を持っているといえます。幸か不幸か上記の六人に一人の条件を満たしている人は酒乱にならないように十分に注意してください。ついでに言えばこの遺伝子多型はどこででも簡単に調べられるというふうにはまだなっていませんが、久里浜病院の精神科や神経内科を受診された方で希望する方には（受診料は別として）無償で調べています。

パーキンソン病

以上述べた〈酒乱―ドーパミン〉説は私のオリジナルなもので、あくまで仮説に過ぎませんが、仮説ついでにもう一つドーパミンに関連した面白い話があります。私たち神経内科医がみる最も有名な病気の一つにパーキンソン病という脳の病気があります。この病気は脳の中のドーパミンがどんどん減っていってしまう、そしてそのために歩行などの運動機能が冒されていく原因不明の病気なのですが、このパーキンソン病の患者さんはもともとあまり酒を飲まないというデータがあるのです。さらにパーキンソン病の患者さんのA10神経のドーパミンの活動が弱まっているというデータがあります。私は恐らくパーキンソン病の患者さんは酒を飲んでもドーパミンが出にくいので快感を感じにくい、そしてそのためにあまり酒を飲まないのではないかと最近考えています。この意味でパーキンソン病という病気は酒乱の対極にある病気なのではないかと推測しています。

急性アルコール中毒

酒乱の話が出てきた以上は急性アルコール中毒の話をしなければならないでしょう。急性アルコール中毒は医学的にいうと「アルコールの摂取により生体が一過性に意識障害を生じたもの」という定義があり、広い意味で前述の複雑酩酊や病的酩酊を含んできますが、ここではアルコールの大量摂取により高度の意識障害を呈したものということの言葉の持つ最も一般的な概念についてお話しします。

急性アルコール中毒とは要するにエタノールの血中濃度が極端に上昇し、高度にあらゆる脳機能が抑制され意識障害に陥った状態です。血中エタノール濃度にして0・4%を超えると高度の意識障害に陥り、叩いてもつねっても目が覚めない状態になります。そして血中エタノール濃度が0・5%を超えると脳幹の呼吸中枢が麻痺して呼吸が停止し死亡に至る危険が増してきます。このように意識障害が出現してから呼吸が停止するまでの血中エタノール濃度の差はとても小さいものであるがために急性アルコール中毒は危険であると言えます。また血中エタノール濃度もあくまで一応のめやすに過ぎず、人よりも低い濃度で危険な状態に陥る場合もありますし、大酒を飲みなれているような人はかなり高い濃度でも平気ということもあるのです。

そして最も注意すべきことは声をかけたときに返事をしたから大丈夫ということは決して言えないということです。というのは急性アルコール中毒の場合、意識障害が外からの刺激によって容易に変化するという事実があります。すなわち、声をかけることによって目を覚ましていた患者さんが、その後一人で放置されることによって意識障害が急に進行して死んでしまうということが実際にあるようです。このように急性アルコール中毒の場合はどこまでが安全かという判断は専門家にとってもむずかしいものです。少なくとも意識障害がある場合は常に死亡する危険があると考えておく必要があります。残念ながらこの急性アルコール中毒の特効薬はありません。前に出てきましたがナロキサンという麻薬受容体拮抗剤はエタノールの大脳抑制作用をも阻害するのではないかという発想で急性アルコール中毒の特効薬として期待されたことがありましたが、どうも期待したほどの効果は出ないようです。延髄などに存在する呼吸中枢の神経細胞が如何なるメカニズムで抑制されるのか、前に出てきたギャバやグルタミン酸などとの関係はどうなのか？　といった研究が必要ですが、今のところ画期的な治療法の開発には至っていないというのが現状です。

最近は、特に大学に入ったばかりの新入生が慣れない酒を飲まされることによって、急性アルコール中毒で死亡するという痛ましい事件が跡を絶ちません。特に急速に血中アルコール濃度を上昇させる一気飲みが危険であることはご存じの方も多いことと思います。部下や後輩など目下の者に強制的に酒を飲ます行動は、近年「アルコールハラスメント」なる言葉が作られ、社会的にも容認しないとする運動が高まっていますが、当然のことであろうと思います。

これに関連して、下戸を見分けるアルコールパッチテストのことは前に触れましたが、下戸でない結果が出たからといって「自分は酒に強い」とは決して思わないでほしいというのが発明者である樋口医師の意見です。少し前のことになりますが、アルコールパッチテストで自分が下戸でないという結果を知った学生が急性アルコール中毒で死亡するという痛ましい事故があったそうです。これは下戸でないという結果を「自分は酒に強い」と解釈してしまったためと考えられたわけですが、アルコールパッチテストで下戸でなくとも、自分の飲める酒の量や飲むスピードを大幅に越えればどんな人でも急性アルコール中毒になってしまいます。下戸でないという結果を、決して自分は酒に強い、あるいは急性アルコール中毒にはならないという風に解釈してはいけません。

そして酒乱を自覚する者はこの急性アルコール中毒だけにはならないように注意する必要があります。要するに自分の限界を知り、それ以上飲まないようにすればいいわけですが、次に述べるブラックアウトを起こさない量を最低限の目安にする必要があります。

記憶力と酒

酔っ払いは何度も同じことを繰り返し聞くということがよくありますね。明らかに飲酒は人の記憶力を鈍らせるように思われます。欧米の研究によればビール中ビン1本くらい飲んだ時点ですでに記憶力の低下は始まっています。

記憶のプロセスを少し考えてみますと、記憶とは次のような段階に分かれていることが分かります。

（1）情報を脳の中に記銘（記憶の第一過程。印象づけ）する
（2）短期記憶（記銘した情報を短期的に脳の中に保存する）
（3）長期記憶（短期記憶を強化し、長期的に脳の中に残る情報に移行させる）

飲酒によって障害されるのは主に（2）の短期記憶のプロセスであるといえます。分かりやすく言うと、酔ったときには新しい情報を脳の中に保存することが難しくなります。その一方で（1）の記銘のプロセスや長期記憶は侵されにくいと考えられます。たとえば5個くらいの言葉を同時に見せられたときにそれを見た直後には思い出せますが（情報の記銘はできている）、20分くらい経過した後に思い出そうとしても思い出せないといった現象（短期記憶障害）です。一方、それまでにすでに長期的な記憶として保存していること（昔の思い出など）を忘れることはあまりありません。こういった短期

記憶障害は飲酒量が増加するにつれて強くなっていきます。一般に血中エタノール濃度が0・15％以下の段階では記憶障害は比較的軽いと言われています。この種の軽い記憶障害はカクテルパーティーの記憶障害（cocktail party memory deficit）と呼ばれています。すなわちカクテルパーティーで軽く一、二杯の酒を飲んだ後にそのときの会話やそれぞれの人が居た位置などが正確に思い出せないといった現象を指していったものです。一方、アルコール濃度が0・15％を超えるといわゆるブラックアウトと呼ばれる現象が起こってきます。

ブラックアウトとは何か？

酒乱の特徴の一つとして、しばしばブラックアウトを起こすということがあります。医学用語でブラックアウトとは、酒を飲んだときにある時点から後の記憶が消えてしまうことをいいます。医学的にこの種の記憶障害は順行性健忘といいます。たとえば、大酒を飲んだ日の翌朝目覚めたとき、宴会の一次会までは記憶しているけれども二次会から後のことやどうやって自宅に帰ったのかということを全く思い出せないというのがこれに相当します。

私自身も若い頃、高校の同窓会の翌朝目覚めてみると自分の全く知らない部屋で寝ていたのに気付いて大変驚いた経験があります。そのとき私は大学生で、大学に入学して以来初めての同窓会だったので懐かしさのあまりずいぶん酒を飲んでしまったのです。実は宴会の後友人の家に泊まったらしいのですが、全くそのことを覚えておらず恥ずかしい思いをしました。

また、逆行性健忘という言葉がありますが、これはたとえば強く頭を打って脳震盪《のうしんとう》などを起こしたときに頭を打つ前まで遡って記憶がなくなる現象を言います。飲酒時にこの逆行性健忘を起こすことは通常ありません。たとえば深酒しても宴会が始まったときのことや、さらに遡って宴会の日の朝に起こったことまで忘れるということはまずありません。もしそうした現象がみられたときは飲酒時に転倒して頭を強打したなど頭部外傷の可能性を考える必要があります。

ブラックアウトはアルコールの血中濃度の急速な上昇と関係しているということを示唆するデータがあります。したがって空腹時に飲んだり、アルコール濃度の高い酒（日本酒、ワイン、ウイスキーなど）をがぶ飲みしたりしたときにブラックアウトを起こしやすくなります。また、アルコールの血中濃度が少なくとも0・15％を超えないと起こらないというデータがありますが、確かに相当な量の酒を飲まないと起こらないということはブラックアウトの経験者が皆知っていることでしょう。

海馬の障害

現在までに分かっていることから結論を先に言いますと、ブラックアウトは海馬《かいば》の障害によって起こっていると推測されます。

さて海馬は側頭葉の奥深くに隠れている大変小さな構造ですが、この海馬が記憶中枢であることが分かってきたのは1950年代に入ってからのことです。そのきっかけはHMというイニシャルで脳科学の分野では有名な健忘症の患者さんの観察からでした。HMは難治性のけいれん発作の治療のために両側の海馬を含めて側頭葉の大部分を除去する手術が施されました（現在ではこういった野蛮にも思える治療は通常は行われませんが、かつてこういった治療が行われていた時期があったのです）。この手術によって

HMのけいれん発作はかなり減りましたが、すぐに明らかになったのはHMが劇的な記憶障害を呈するということでした。HMは古い記憶を思い出すことはできました。しかし新しい情報については数秒間保持することのみが可能で、それ以上長い間保存することはできませんでした。すなわち「記憶力と酒」で述べた記憶形成における（2）の短期記憶の障害が顕著にみられたのです。HMと他の何人かの患者さんの観察から海馬が記憶の形成に重要な役割を果たしていることがわかりました。

ブラックアウトの特徴は、本人に記憶が残っていないはずの時にも、その人が一見普通に会話し、行動しているように見えるということです。宴会が終われば一人でタクシーに乗って自宅まで帰ることもできます。この現象は「一過性全健忘」という名前の脳の病気に類似しています。一過性全健忘はせいぜい丸一日くらいの間、そのときの記憶がなくなってしまう病気です。海馬に限局した障害が一過性に起こるのが原因と考えられています。一過性全健忘においても記憶が障害されている時期にその人は一見正常な意識や認知機能を保っています。そのときのことを覚えていないだけで通常異常な言動が観察されることはありません。この一過性全健忘との類似からもブラックアウトは海馬の限局した障害が原因ではないかと推測されます。

記憶の障害

このブラックアウトという現象は大脳生理学的に言って大変興味深い現象です。というのは、記憶とは前に出てきた脳の長期可塑性と関連した現象と考えられています。この長期可塑性の形成をアルコールが阻害するとすれば、アルコールと長期可塑性の関係は依存形成だけでなく、記憶障害という現象にもみられるということになります。

さて海馬における記憶形成のメカニズムとして長期増強という現象が知られています。長期増強とはシナプスにおいて高頻度に信号が伝達されたときにそのシナプスの伝達効率が上昇し、しかもそれが長期的に維持されるという現象のことを言います。脳組織を信号が次々と伝達される一つのネットワークとして考えたとき、非常に多くの数の伝達回路が形成されると考えられますが、個々の神経細胞同士のつなぎめであるシナプスの伝達効率が上昇すると、そのシナプスを利用する回路は他の回路に比べて効率よく信号を伝達できることになります。この現象が記憶の形成と密接に関連していると考えられています。すなわち、シナプスの長期増強によって脳の中に特に効率よく利用できる回路が形成され、それが長い間脳の中に存在し続けるということが記憶の形成とその保存を可能にしているのであろうということです。

最近、アルコールがこの海馬における長期増強の形成を阻害するということが分かってきました。前にも述べたようにビール中ビン1本程度の量でこの長期増強が抑制されることが分かっています。また海馬の中でCA1という領域があり記憶形成にこの部分の働きが必要であることが分かっていますが、アルコールはCA1領域の神経細胞の活動を抑制するというデータがあります。さらには内側中隔という部分が海馬の機能に対して重要な働きを果たしています。大脳生理学的に大変興味深い事実ですが、この内側中隔は海馬へ向かってアセチルコリンを介した興奮性刺激とギャバを介した抑制性刺激の両方を1秒間に6～9回の頻度で規則的に送っています。これはθ（シータ）リズムと呼ばれますが、アルコールはこのシータリズムをも抑制します。

このように急激なアルコール投与が海馬の機能を阻害するという事実は、私たちが酒を飲みすぎてブラックアウトを起こすという現象の生物学的な説明になっています。すなわちアルコールの脳内濃度が恐らく0・2%かそれ以上に達することによって海馬の神経細胞がその働きを失い、長期増強という現象が起こらなくなってしまった状態、そしてその結果として記憶を脳の中で形成することができなくなった状態がブラックアウトなのです。海馬でこんな大変なことが起こっているのに脳の中でまだ比較的機能が保たれている部分があるようです。なぜならブラックアウトの状態においても私たちは普通に会話することができるわけですから少なくとも脳の言語中枢はまだ働いていますし、タクシーで自宅に帰ることができたりするのですから自宅へ帰る道筋のような空間的な認識を司る中枢はまだ機能しているのです。

特徴的なのは、その人にとって何か注意を引くようなことが起きた場合、ブラックアウトになってごそっと記憶が消えているのにもかかわらず、取り残された島のようにその部分だけ記憶が残るという現象です。

私の知っている酒飲みの医師の経験を話しましょう。病院の仲の良い同僚の送別会の一次会でボジョレーヌーボーをものすごい勢いで飲み、一次会の途中から完全に記憶を失った人がいます。その後彼は二次会でカラオケに行き、さんざん騒いだ後、その店を出た途端に突然血を吐いたのです。その血は本当に真っ赤な鮮血だったそうでマロリーワイス症候群という食道粘膜が傷ついて出血する病気だったと考えられます。普通なら救急車を呼んだりして大騒ぎになるところで、実際、通行人が「血だ、血だ」といって騒いでいたのにもかかわらず、そして一緒に飲んでいた連中がみな医者であったのにもかかわらず、みな酔っていたせいか「これは一次会で飲んだボジョレーヌーボーを吐いたのだ」という意見が大勢を占め、そのまま何事もなかったように帰ってしまったという笑えないような笑い話があります。吐血した当人もそのまま帰宅し、幸いそれ以上の出血はなかったそうです。翌朝当人が起きてみるとほとんど何も覚えていなかったのですが、地面に真っ赤な血がたまっていたという場面だけを鮮明に記憶していたということです。これは記憶という現象が驚いたり恐れたりといった情動活動によって強化される性質を持っているためと解釈されますが、そのことを如実にあらわしたエピソードと言うことができるでしょう。

大変興味深いことに、最近このアルコールによる記憶形成阻害作用を防ぐ物質が日本の科学者によって発見されています。その物質はクロシンという名前でこの物質をあらかじめ投与しておくと酒を飲んでも海馬における長期増強が抑制されないこと、そしてそれに対応するように酒を飲んでもブラックアウトが起こらないということが動物実験でわかりました。もしこの物質がヒトに使えるようになれば、酒を飲んでもブラックアウトを起こして恥ずかしい思いをするのを防ぐことができるかもしれません。

一方、アルコールの慢性投与もやはり海馬の長期増強の形成を阻害する作用があるということが分かってきました。このことは普段ブラックアウトを頻繁に起こしている人は記憶力自体が徐々に低下してくる可能性を示唆しています。

最近は記憶の形成や再生現象は脳の中の前頭葉や大脳基底核・小脳といった部分とも関連していることが分かってきています。たとえばアルコールの大量摂取は前頭葉の障害を引き起こすことが知られています。このように海馬以外の記憶に関連する部分がアルコールによって障害されるかどうか、またそれがアルコールの記憶障害とどう結び付くのかという点はまだまだ研究の進んでいない分野であり、今後の研究の進展が期待されます。

二日酔い

ついでに二日酔いについて付け加えましょう。二日酔いは酒飲みにとって一番つらいものの一つですね。深酒した日の翌朝、頭痛や吐き気のひどいときほど最低の気分は、普通の健康な日常生活ではまず経験することはありません。この二日酔いのときはどんな酒飲みでももう深酒はしないと反省するのですが、夕方くらいになるとまた飲みに行こうと思うのですね。何とも人間の意志の弱さを感じるものです。この二日酔いがなくなればということは酒飲みが誰しも思っていることです。しかし残念ながら二日酔いをさっと消してしまうような薬や治療法はいまだ世の中に存在しません。私自身も二日酔いのときはスポーツドリンクなどでひたすら水分を補給し、ビタミンCを摂り、あとは横になるかじっと座って気分の回復を待つ他はありません。なぜ二日酔いを治すことができないかというと、そもそも原因がよく分かっていないからです。アセトアルデヒドが体内に蓄積することが原因だと考えている人もいるようですが、これについてもきちんと証明されたというわけではありません。また実際そうであったとしても蓄積したアセトアルデヒドを急速に体外へ追い出すということは今のところできないのです。

ただしL‐システインはアセトアルデヒドの毒性を減じる可能性があります。これはL‐システインが持っているSH基がアセトアルデヒドと結合して血液中のアセトアルデヒドを減らす作用があるためです。〝ハイチオールC〟という二日酔いに効くといわれている市販薬がありますが、これにL‐システインが含まれています。チオールというのはSH基のことで、SH基をたくさん含むから「ハイチオール」という名前がついているのでしょう。私自身も時々この薬を飲みます。飲んだ方が翌朝の気分は若干いいような気もしますが、残念ながら深酒をした翌朝の二日酔いを消してしまうほどの効果はないようです。

二日酔いの効用

自分自身を振り返ってみても、この二日酔いというものはある重要な効果を持っているのではないかと私は思っています。それは連続飲酒を防ぐという効果です。連続飲酒の場合、ある程度の断酒の後に離脱症状が出現しますが、それが酒を飲むことによってむしろ気分的にすっとするのだということを述べました。二日酔いの場合、人によりけりだとは思いますが、酒を飲んでもよけい気分が悪くなるだけのように思います。少なくとも私はそうです。したがって少なくともその日一日くらいは断酒をするということになります。このように考えると二日酔いのときに迎え酒をするというのは大変危険な行為であると思われます。なぜならその行為は連続飲酒につながる危険性を秘めているからです。

8　アルコールの脳への毒性

アルコール痴呆

痴呆とは「いったん獲得し、成立した知的機能の低下・崩壊によって日常生活に支障をきたすようになった状態」と定義されます。アルコールによって起こってくる身体合併症としては非常に数多くのものがあります。これらの多くはアルコールを大量に飲めば飲むほど、徐々にその毒性によっておこってくるものです。たとえばアルコール性末梢神経障害といって手足がびりびりしびれてくるような症状がアルコール依存症の人に起こってきますが、私自身の研究データでは生涯飲酒量が2トンを超えると確実にこの病気になります。エタノール2トンと言いますと一日に日本酒4合（ビールに直すと2リットル）を毎日飲んだとして50年かかりますから、相当な量ですね。これくらいの量を飲むと肝硬変などの他の重大な合併症もたいていい起こってきます。ただし、これは2トン飲めば確実に障害が起こってくるということであって、1トンくらいでもかなりの人に障害は出てくるのです。そしてアルコールの乱用によって大脳に障害をきたし、知的機能が低下してきた状態――これがアルコール痴呆です。

痴呆の代表的な病気としてアルツハイマー病という名前の病気があります。アルツハイマー病とは老年期に至って知的機能が徐々に低下し、ついには人格の崩壊に至ってしまうという病気で、残念ながらその原因はまだよく分かっていませんし、根治的な治療法もありません。そして世界的に先進国で高齢化が進行するとともにアルツハイマー病患者の数もどんどん増加し、米国においてはこの病気による経済的な損失は年間5兆円以上といいますから大変なものです。このアルツハイマー病の初期症状は記憶障害です。特に短期記憶障害が特徴で、何十年も前の長期記憶は保たれています。要するにかつて大脳の障害されていなかった時期に記憶したことは比較的後まで保存されるのですが、大脳の障害が始まった頃から新たに記憶を形成・保存することができなくなっているというふうに解釈されます。そしてアルコール依存症の人に起こってくる痴呆もアルツハイマー病とよく似ていて短期記憶の障害が最も顕著に現われてきます。不思議と脳の機能の中ではどうも記憶というのは一番障害されやすいのかもしれません。アルコール依存症の人になぜ記憶障害が起こってくるのかということは実はよく分かっていません。ただ前に述べたようにアルコールの慢性投与によって海馬の障害が起こってくることが分かっており、海馬の障害はアルコール痴呆を解明する上で重要なてがかりなのではないかと考えられます。

ただしアルコール痴呆は海馬の障害のみから起こるのではなく、大脳のもっと多くの部位の障害が関連していると思われます。MRIで久里浜病院に入院するアルコール依存症の患者さんの脳を撮影してみますと実にほぼ100%の人に大脳の萎縮がみられます（図9）。図9のA（アルコール依存症患者の脳）とB（正常人の脳）をよく比べてみてください。Bに比べるとAでは脳の真ん中にある黒く写っている部分が明らかに大きいですね。この部分は脳室と言って脳の中の脳脊髄液と呼ばれる水のたまっている部分です。また脳の表面の黒いしわもAの方が明らかに太く見えます。このしわは脳溝といって文字通り脳にある溝を指しており、この部分も脳脊髄液によって満たされていま

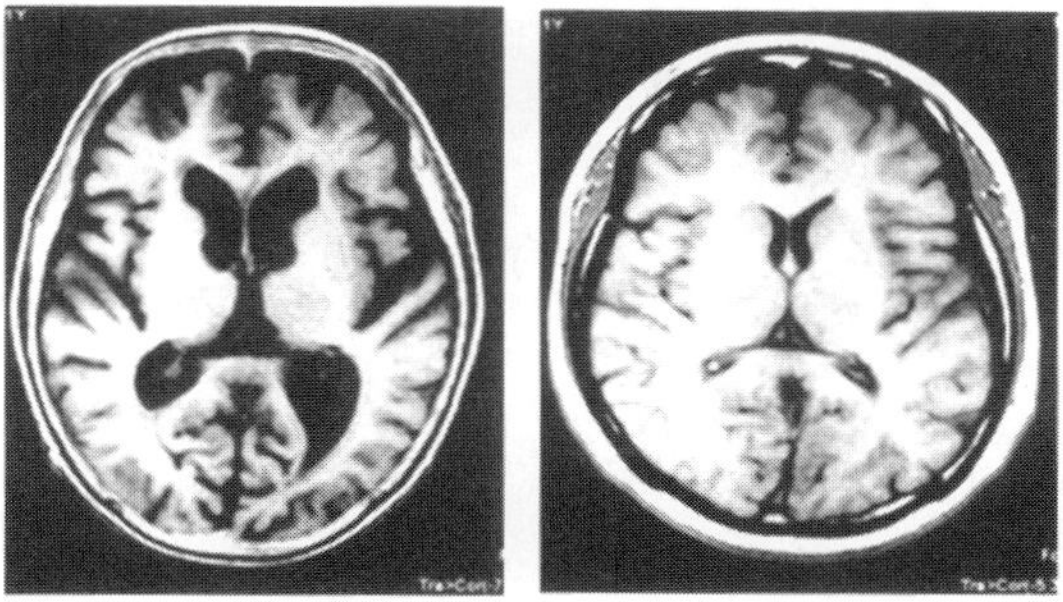

A　　B

図9　アルコール依存症患者の脳萎縮

A：アルコール依存症患者の頭部MRI
B：正常人の頭部MRI

す。以上の結果はアルコール依存症の患者さんの頭蓋骨で脳脊髄液のたまっている部分が明らかに大きい、言い換えれば脳が明らかに萎縮していることを示しています。

また興味深いことにこの大脳の萎縮は、その後長期的に断酒（少なくとも一年以上）すると、知能の回復に伴って少しずつ元に戻っていきます。このような脳の萎縮の状態は必ずしも知的能力の低下を正確に反映するわけではありませんが、大脳の体積の減少とアルコール痴呆の症状とが多かれ少なかれ関連しているということは間違いのない事実です。

シドニー大学の神経病理学者であるクリ

ルらはアルコール依存症患者の大脳の前頭葉大脳皮質における神経細胞が正常人に比べて20％くらい少ないことを報告しています。アルコール痴呆とはこうした大脳の萎縮、大脳皮質神経細胞の減少、海馬の障害などが複合した結果として症状が出ていると考えられるわけです。ここで重要なのはアルツハイマー病とは異なってアルコール乱用によっては大脳の神経細胞はそれほどは死なないということです。このためアルコールを断つことによってアルコール痴呆の症状はある程度回復してきます。逆にアルツハイマー病では神経細胞がどんどん死んでいってしまうので、症状の回復は決して見られません。

このアルコール痴呆と少し似ていますが、アルコール乱用によって記憶障害を起こす病気としてウェルニッケ－コルサコフ症候群という名前の病気があります。難しい名前が付いていますが、別に名前を覚える必要はありません。この病気は原因がかなりはっきりしていて、それはビタミンB_1の不足です。そして特に連続飲酒のときにこの病気は起こりやすくなります。なぜなら、第一に連続飲酒発作に入ると患者さんは食事を食べられなくなってきます。これはエタノールによって胃腸が障害されたり、離脱症状によって食欲が低下し吐き気なども強く起こってくるからです。食事が食べられなくなると必然的に栄養素の供給が激減しビタミンB_1も体に供給されなくなります。もう一つは体内のアルコール分解反応自体がビタミンB_1を消費すると考えられています。この二つの原因によってビタミンB_1の不足がある限度を超えたときにウェルニッケ－コルサコフ症候群が起こってくるのです。

症状としては頭がボーッとするような意識障害が起こってくるとともに体のバランスが悪くなってきて歩くことができなくなってきます。同時に眼球の運動障害が出てくるのが特徴で、このため患者さんはものが二重に見えたり、ものが揺れて見えるといった症状を自覚します。幸いこの病気はビタミンB_1を点滴することによって症状はある程度回復しますが、多くの場合、重大な後遺症が残ってしまいます。それが記憶障害、特に短期記憶の障害なのです。この短期記憶障害は大変重大なもので、典型的な例では新たに何かを覚えることが全くできなくなります。

たとえばこの病気の患者さんが入院してきますと、看護師さんが患者さんを病室まで案内します。そしてこの部屋があなたの部屋ですよと言って教えます。しかしその患者さんがその後トイレに行ったら最後、自分の部屋がどこにあったのかを忘れてしまいます。もし部屋毎にその部屋の住人を示す名札がかかっていなければその患者さんはなかなか自分の部屋に戻ることはできなくなります。もう一つ悪いことにこの症候群の記憶障害については回復がほとんど期待できないという事実があります。ただし、長期記憶すなわち昔の記憶はある程度残っています。その結果として昔から慣れ親しんでいる環境ではなんとか生活していけますが、新しい環境には全く適応することはできません。もちろん非常に単純な作業を繰り返すような仕事以外の職業につくことは不可能でしょう。この記憶障害は海馬の障害が原因ではなく脳の中の視床という名前のついている部位の障害が原因と考えられています。

胎児アルコール症候群

無条件に酒を絶対に飲んではならない人がいます。それは妊婦です。本書の読者は多分男性の方が多いのではないかと想像しますが、中には女性の方もおられるはずですから、本書において胎児アルコール症候群の話をはずすことはできませんでした。もちろん男性にとっても自分の子供に関わることですから、関係ないとは決して言えない問題です。

妊婦が飲酒すると吸収されたエタノールは全身に分布します。胎児とて特別ではなく、胎児の血中のエタノール濃度は恐らく母親の体内の濃度と同じくらいまで上がると考えられます。胎児の体の中でも特に脳はエタノールの毒性に弱く、その結果、先天的な奇形、多動や学習障害、そしてうつ病、精神病といった脳の病気が高率に起こってきます。これを胎児アルコール症候群と呼んでいます。この胎児アルコール症候群という言葉は1973年にジョーンズとスミスによって作られました。米国では1000人の赤ちゃんのうち2〜6人が胎児アルコール症候群であったという報告があります。そして胎児アルコール症候群は遺伝的な原因を除くと精神発達遅滞（いわゆる知恵遅れ）の最も多い原因であると考えられています。

飲酒においては特に深酒が危険と考えられます。妊娠中に深酒をした母親の子供を追跡調査した研究があります。その研究で11〜14歳の子供を調査したところ、注意力の低下、落ち着きのなさ、忍耐力の低下などの問題がみられたということです。

近年日本では習慣的な飲酒をする女性は増え続けています。特に問題なのは妊娠に気づく前の妊娠初期の飲酒です。妊娠に気づいた時点で禁酒する女性も少なくないと思いますが、妊娠に気づかないで飲んでしまったというケースは意外に多いかもしれません。このように既婚女性の場合、また未婚でも恋人などと性交渉のある女性が習慣飲酒する場合、常に胎児アルコール症候群の危険があります。こうしたことを考えると日本でも胎児期にアルコールによって脳になんらかの障害を負ってしまった子供は予想外に多くいる可能性があります。この胎児アルコール症候群は私たちが必ず知っておかなければならない医学知識の一つといえます。

赤ちゃんにとってエタノールが如何に有害であるかを示す実験を一つご紹介しましょう。生後7日目のラットにエタノールを投与したところ、前脳（将来大脳になる部分）の多数の神経細胞（一匹あたり平均約1000万個）がアポトーシスを起こしていたというデータが2000年の「サイエンス誌」に掲載されました。アポトーシスとは神経細胞の「自殺」のことをいいます。自殺というとずいぶん物騒な感じがしますが、脳の発達の途上において不要になった神経細胞が自ら死んでいくという、実は非常に理にかなった現象です。しかしこのエタノールを投与されたラットの脳で1000万個の神経細胞がアポトーシスを起こしたことは、もちろん生理的にはありえないことでエタノールの毒性によるものです。この実験によると血中エタノール濃度が0・2%以上になった時間と神経細胞の死んだ数が比例していたといいます。エタノール濃度0・2%というと、かなり酔った状態でブラックアウトが起こるくらいの濃度ですから、深酒が危険というのもうなずけます。このエタノールが神経細胞を殺すメカニズムとしては、エタノールがNMDA受容体（3章参照）の働きを阻害することと関連していると考えられています。特に神経細胞がシナプスを形成して脳のネットワークを作っていこうとしているときにNMDA受容体の働きが阻害されることによって神経細胞の自殺が誘導されてしまうと考えられています。

またこの実験は授乳中にも飲酒すべきでないということを示しています。母親が酒を飲むとエタノールは全身に分布するため、当然母乳中にも含まれてきます。酒を飲んで少し時間がたってからならいいのではないかという考えもあるかと思います。しかしやはり授乳中は禁酒すべきではないかと考えます。

青少年の飲酒問題

青少年の飲酒問題は本邦のみならず欧米を含めた全世界的な問題になりつつあります。米国の調査では10代の若者のうち習慣的に深酒をしてしまう者が全体の28～29％に及んでいるというデータがあります。少女は少年に比べてやや遅い年齢で飲酒し始める傾向がありましたが、10代半ばになると結局少年と同じくらいの数の少女が飲酒していました。

興味深いことに青少年の飲酒率においては明らかな人種差があり、最も多かったのが白人の子供で、次いでヒスパニック（ラテンアメリカ系）が多く、アジアアフリカ系の子供が最も少なかったということです。後でも触れますが、この事実は飲酒問題にはアルコールの害に対する考え方、宗教、教育などの文化的な背景が大きく影響していることを証明しています。米国においてはアジアアフリカ系の親が白人の親よりも、よりしばしばアルコールや薬物を服用してはならないという規則を作っているというデータもあります。我が国では１９９６年に初めて未成年者の飲酒問題の全国調査が行われました。習慣飲酒をしていた割合は中学生で２・９％（男子３・９％、女子１・９％）、高校生で13・7％（男子19・5％、女子8・0％）存在し、未成年飲酒禁止法を守っている者は中学生では約8割でしたが、高校生では5割以下でした。

これらの未成年者の飲酒の増加とともに未成年者のアルコール依存症（ヤングアルコホリック）の増加が大きな問題となっています。

このヤングアルコホリックは一般的な成人のアルコール依存症に比べてさまざまな特徴を持っています。その特徴とは、⑴習慣飲酒開始から数年でアルコール依存症が始まっている。平均すると二年ほどであり、成人アルコール依存症の十四年と比較して著しく短い。⑵アルコール以外の薬物乱用（シンナー・マリファナ・覚醒剤・精神安定剤など）の頻度が高い。⑶人格障害、うつ病、不安障害などの精神障害が多い——などです。また、特に女性のヤングアルコホリックは70％に摂食障害、中でも過食症を併発しているのが特徴です。

また、ヤングアルコホリックとＡＣの関係が近年注目されています。ＡＣとはもともとは adult children of alcoholics の略称であり、アルコール依存症の親を持つ子供達のことを指していいます。ＡＣについては本書の趣旨から外れてくるので詳しくは書きませんが、アルコール依存症の親のために家族全員が情緒的な障害を持ち、その中で子供は独特の心理的・情緒的な発達の障害を抱えながら成長していきます。こうした家庭では児童虐待が多く発生し、AC自身もアルコール依存症になりやすいことが知られています。すなわちヤングアルコホリックは単に酒が好きという以上に、遺伝的な負荷とともに歪んだ家庭環境の負荷を受けた結果としての人格障害と深く関わっていると言えます。

ところでなぜ子供が飲酒してはいけないのでしょうか？　子供に聞かれて困ってしまったお父さんお母さんのためにお答えしましょう。その理由を箇条書きで書いてみます。

1　頭が悪くなる。なぜならエタノールが神経細胞を殺してしまうからです。これは胎児アルコール症候群の項で書きましたが、エタノールは成人の脳にある成熟した神経細胞を殺す作用は比較的弱いのですが、発達途上、特にシナプスを作って脳のネットワークを形成しつつある幼弱な神経細胞を殺す作用があります。生後数年間の間、脳の中の多くの神経細胞が盛んにシナプスを形成するため、この時期の神経細胞がエタノールに弱いことは前の項で書きましたが、実は人間の一生の中でもう一度だけ脳のシナプスが盛んに形成される時期があります。それが思春期なのです。従って思春期の神経細胞はエタノールの毒性に大変冒されやすい可能性があります。

2　精神的に大人になれない。思春期はその人間の行動パターン、特にストレスに対する反応などが決定される時期であるといわれています。この時期に自分が経験するストレスを処理するにあたって飲酒への逃避の回路が形成されることは、その後の人生における対人関係の作り方やストレス回避のための正しい方法が身につかず、精神的な成長に大きな歪みをきたすことになります。

3　長生きできない。この理由は大きく分けて二つあります。一つ目は、青少年の二大死因である自動車事故と自殺が、いずれも飲酒と高い確率で関連しているということです。青少年の自動車事故の9割が飲酒と関連しているというデータがあります。また急性アルコール中毒によって死ぬ事例も少なくありません。逆に言えば酒を飲まなければこういった事故に巻き込まれる可能性が非常に少なくなるということです。二つ目はアルコールによる慢性的な身体合併症によるものです。たとえばアルコール性肝障害は慢性的な飲酒の積み重ねで起こってきますが、30歳で飲み始めて60歳で肝硬変になった人がいたとします。いったん肝硬変になると断酒に成功しないかぎりあまり長くは生きられません。もしこの人が15歳から同じ飲み方をしたとすれば45歳で肝硬変になり、50歳そこそこで死んでしまうことにもなりかねません。飲酒開始年齢が早いことは確実にその人の余命を縮めるのです。

末梢神経の障害

アルコール乱用の結果として起こる神経障害の中で恐らく最も多いのは末梢神経障害でしょう。末梢神経とは腕や足の運動や感覚を司っている神経のことです。運動神経がいいとか悪いとかいう言葉をよく聞きますが、これは運動を司っている神経系組織を総称して指している言葉です。神経系組織の中では非常に多種多彩な部位が運動に関与しています。たとえば大脳基底核といった部位は運動のプログラムを作っていますし、小脳は運動を円滑に行うための筋肉の動きや体のバランスの調節を司っています。こうした部位の働きによって作られた運動の指令が脊髄から運動神経を通って筋肉に伝わり、筋肉の収縮によって始めて手や足の運動が起こります。運動神経がいいという言葉は大まかに言うと以上のような神経系の働きがすぐれているということを表現しているのでしょう。

しかし医学的に運動神経といった場合は、中枢で作られた運動の指令が脊髄まで降りてきたとき、その指令を脊髄から筋肉まで伝える神経細胞のことを指します。この神経細胞体は脊髄の前角という場所にあり、そこから軸索が伸びてその神経に対応した筋肉のところまで行って、神経筋接合部というシナプスに類似した仕組で筋肉に収縮しなさいという指令を伝えます。一方運動神経があれば当然感覚神経があります。ヒトの感覚神経は樹状突起がない代わりに2本の軸索を持つというとてもユニークな形をしていて、皮膚から脊髄または皮膚から延髄のあたりまで感覚の情報を伝える役割を果たしています。感覚神経の細胞体は脊髄から少し離れた後根神経節《こうこんしんけいせつ》という場所にあります。運動神経と感覚神経を併せて末梢神経と呼んでいます。厳密には自律神経系も末梢神経に含めますがここでは自律神経の話はしないことにします。

さてアルコール乱用では末梢神経が障害されると前に書きましたが、末梢神経の中でも特に感覚神経に障害が起こります。そして感覚神経の中でも手や足に分布する軸索が障害されます。この結果としてびりびりと電気が走るようなしびれた感じや痛みなどの異常な感覚が手や足に左右対称に出現してきます。皆さんも経験があると思いますが、正座を長く続けると足がびりびりしびれてきますね。ちょうどあのときのようなしびれる感じがすると患者さんは言います。実は正座をしたときのしびれ感も長時間足の末梢神経が圧迫された結果として起こるのです。ただしこのときの末梢神経の障害は圧迫を取り除くとすぐに治ってしまうものですが、アルコール乱用によって起こったしびれ感は非常に治りにくいもので、たとえば二年断酒をしてもあまり良くならないという場合もあります。注意すべきことはこのような手や足のしびれ感が出現したときには感覚神経の障害はすでにかなり進行した状態であるということです。

最初は夜など注意が他にそれないときのみに感じますが、進行してくると一日中しびれ感を自覚するようになります。またしびれ感の程度も酒を飲めば飲むほどひどくなり、悪いことにはそのうち痛みに変わってきます。痛みが出てくると患者さんにとっては大変厄介な症状になり、常に足が痛くて我慢できないとか痛くて歩けないといった状態になってきます。

末梢神経の機能をみる検査として神経伝導速度検査というものがあります。この検査は、末梢神経の軸索を運動や感覚の電気的指令が伝わっていく速さ（伝導速度）や、電気的信号の強さ（活動電位振幅）を計測することができます。手や足へ行く末梢神経の伝導速度は通常40～50メートル／秒くらいですが、アルコール乱用によって末梢神経が障害されてくるとこの速度がだんだん遅くなり活動電位振幅もだんだん小さくなってきます。アルコール依存症患者さんのうち、手や足のしびれ感を訴える方は全体の10％～20％ですが、神経伝導速度検査をやってみると全体の実に70％の方に異常がみられます。すなわち大半の方は手や足のしびれ感はまだ出てきていないけれども、潜在的にはすでに末梢神経が障害されているのです。皆さんの中で手や足がいつもしびれる感じがするという方はいませんか？　いないことを祈りますが、もしいたら即刻精神科へ行ってアルコール依存症の治療をする必要があります。

さてこのような末梢神経障害が起こる原因はいったい何でしょうか？　実はその原因は二つあると考えられます。古くからいわれてきたことはビタミン、特にビタミンB_1の不足です。実はアルコールを飲まなくてもビタミンB_1が不足すると末梢神経の障害が起こります。これは皆さんご存じの方もいらっしゃると思いますが、いわゆる「脚気《かっけ》」という病気ですね。脚気はかつて日本に多い病気でした。それは日本人が精米を主食としていたからです。精米は米において唯一ビタミンB_1が豊富に含まれている胚芽の部分を取り除いてしまうので、野菜や肉などを食べないで精米ばかり食べているとビタミンB_1が不足して脚気になります。逆に胚芽をそのまま残した玄米を食べていれば脚気にはなりません。戦後、食生活の改善とともに脚気は徐々に姿を消しましたが、比較的最近、高校生などの若年層に脚気が多発して問題になったことがあります。彼等は即席ラーメンばかりを食べて、それ以外の野菜などを全く食べていなかったために脚気になったことがあとで分かりました。

脚気の末梢神経障害はアルコールによる末梢神経障害とは少し異なり、運動神経が比較的強く障害されるため、足などの筋力の低下や筋肉の萎縮がみられるのが特徴です。また心臓が障害されることは有名で、そのためにしばしば足にむくみが出ます。アルコールによる末梢神経障害は前に述べたように感覚障害による症状が強く出てきますが、同時に足などの筋力の低下も招きます。私自身は、アルコール依存症患者さんの足などの筋力の低下はビタミンB_1の欠乏が関与しているのではないかと思っています。一方、アルコール乱用によって出てくるしびれ感などの感覚障害はアルコールそのものの毒性によるのではないかと考えます。というのは私自身、アルコール依存症患者さんの生涯飲酒量（それまでの人生で飲んだエタノールの総量）がさまざまな神経障害のうちのどれと相関しているかという研究を行ったことがあります。その結果、生涯飲酒量と最も強く関係していたのは末梢神経障害に起因するしびれ感でした。

以上のことからアルコール乱用による末梢神経障害の原因は、アルコールそのものの毒性とビタミンB_1欠乏を中心とする栄養障害の二つが複合したものであろうと考えています。

9　男と女ではどちらが酒に強いか

最新の研究結果

一般的には女性の方が男性より酒に弱いとよくいいますが、本当にそうなのでしょうか？　最新の研究結果からいうとだいたいその通りであると言ってよいようです。しかし、部分的には反対に男性の方が弱い面もあります。

摂取されたエタノールは体内の水分中に分布するため、体内の水分の割合が男性よりも少ない女性においては、同じ量のエタノールを摂取しても血中濃度のピークは高くなるということは前に述べました。これは体重が同じ男女が同じ量の酒を飲んだ場合、女性の方が酔いやすいということを意味します。まして体格からいって女性の方が体重が軽い場合が多いわけですから、男性よりも女性の方が酒に弱いというのは確かにその通りなのです。これに加えてもう一つ女性の方が酒に弱いことを示すデータがあります。

それは一定量の酒を飲んだ後に認知機能がどのくらい低下するかというテストを行ったところ、記憶力とくに一分前のことを思い出すような短期記憶、あるいは視野内に存在する複数のものを認識する注意力において、女性の方がよりエタノールの影響を受けやすいという結果が出たのです。この、視野の中に存在する複数のものを認識する能力は、特に車の運転のときに必要になる能力です。またフライトシミュレータータスクといって、シミュレーターの中で航空機の操縦をさせることによって高いレベルの空間的な認識能力や反射能力などを調べるテストがありますが、このテストでもエタノールの血中濃度を計算に入れると、女性の方が飲酒後八時間の時点においてエタノールの影響をより強く残していることが分かりました。以上の事実は飲酒運転をした場合、女性は特に危険であるということを示しています。

一方、男性の方が弱い部分もあります。それは血中エタノール濃度の低下速度です。一般的に男性の方が女性よりも体が大きく、なおかつ水分の割合が多いわけですが、エタノールを体内で分解する主役である肝臓の重量はこういった体格や水分量の差ほどには男女間で差がないということが分かっています。またエタノールの分解能力は肝臓の重量に比例すると考えられています。ということは、たとえば体内の水分1リットルあたりの肝臓の重量は女性の方が大きいということになり、したがってエタノールを分解する能力は相対的に女性の方が優っているということになります。実際、血中エタノール濃度の低下速度を計測してみると女性の方が速いということが分かっています。ただしこれは必ずしも女性の方が酔いがさめやすいということには直結しません。なぜならすぐ前に述べたように女性の脳の方が男性の脳よりも酒の影響を受けやすく、しかも飲酒後八時間の時点でも酒の影響が消えにくいという実験データがあるからです。要するにまとめると、女性は体格や水分量の関係でエタノールの血中濃度が上がりやすいというのみならず、脳もエタノールの影響を受けやすいと言ってよいでしょう。

このように女性の脳の方が男性の脳よりもエタノールの影響を受けやすい理由として女性ホルモンが関係しているのではないかという説が昔からあり、これについても多くの研究結果が出ていますが、現在のところどちらかというと、女性ホルモンは酒の強さには影響しないという結果の方が大勢を占めています。

10 酒と社会

飲酒行動を規定する社会

大変興味深いことに飲酒についての考え方、そして実際の飲酒行動はそれぞれの民族によって大きく異なりますが、ある民族の社会における飲酒の頻度が高いからといってその社会において酒乱がそれだけ多いかというと全くそうではないらしいのです。たとえばアメリカにおけるユダヤ系社会とイタリア系社会では酒を飲む人の割合は他の民族の社会に比べて最も高いのにかかわらず、アルコール乱用に至る人の割合は最も低いというデータがあります。こういった傾向を示す国として他にスペイン、フランス、ギリシャ、中国などが挙げられます。一方、アイルランド系アメリカ人はイタリア系アメリカ人に比べて酒を飲む人の割合は明らかに低いのにかかわらず、アルコール依存症になる確率は7倍高いというデータがあります。

一つには文化による酒の飲み方の違いに要因があり、たとえば英国や北欧では平日は飲まないけれども週末などになると大酒を飲むというパターンが多いのに比べ、イタリア、スペイン、フランスといったワイン国では食事のときに毎回ワインを飲むけれども日本の宴会のように酒を飲んで羽目を外すという習慣はあまりない、というよりそれはむしろやってはいけないこと、マナーに反することと考えられているようです。この二つの飲み方のうちどちらが酒乱になりやすいかというと、当然ながら英国式の飲み方の方なのです。しかしその一方で、アルコール性肝硬変はイタリア、フランスといったワイン国に非常に多いのです。すなわち、こういったワイン国はワインを大量に飲んでいるのにかかわらず酒乱は少ないらしいというわけで、酒を大量に飲むことが必ずしも酒乱の増加にはつながっていないことが分かります。ところでワイン国で驚くところは人々がワインを必ずしもアルコールとは考えていないという点でしょう。実際、フランス語でアルコールというと蒸留酒のみを指し、ワインはその中には含まれないという話がなだいなだ氏の著作の中にあります。また、フランスで〈肉体労働者が体をこわすことなく毎日飲んでよいワインの量は?〉というアンケートを行ったところ、男性の答えの平均が1・8リットル(ワインボトル2・5本)、女性の答えの平均が1・4リットルというから恐れ入ります。

酒乱が少ない国

さて日常的に飲酒しているのに酒乱が少ないワイン国やユダヤ系の社会の特徴を調べた研究によれば、次のような特徴がみられたということです。

1 集団で飲酒するという行動が宗教的ないし儀式的なものとして容認されており、これらの行動が酔っ払うという行為とは明らかに区別されている。
2 食べながら飲むという習慣がある。
3 老若男女が集まって飲むという習慣がある。このとき誰かが飲んでいて誰かが飲んでいないという状態はなく、皆が飲んでいるか、皆飲んでいないかどちらかである。
4 飲酒行動が、社会的なストレスや心配事から逃れるための個人的な目的とは切り離されている。

5　飲酒時の暴力、セクハラなどの行動が厳しく禁じられている。

恐らく一つには飲酒に対する考え方や習慣について、文化的にある程度統一されたものがあって、社会の中で皆がそれを守っているような場合、一人だけそれを破るような行動は起こしにくいということだろうと思います。この場合、社会が共同体として存在し、人間関係が緊密に保たれているといったことがあると、さらに酒乱は減っていくでしょう。

このようにみていくとユダヤ社会、そしてフランスやイタリアなどのワイン国は確かに酒に関連した一つの文化を持っているというふうに思われます。しかしこれらのワイン国の社会が理想的なものであると言うつもりはありません。既に述べたようにアルコール性の肝硬変はとても多いし、酒乱が少ないことはアルコール依存症が少ないということには直接結びつきません。それは、いわゆる「静かな」アルコール依存症が多いと考えられるからです。

「静かな」アルコール依存症とは、飲酒してもあまり問題行動を起こさず静かに飲む、しかし酒をやめることはできないという人のことを指す言葉です。酒を毎日飲むワイン国ではこうしたアルコール依存症が多くいる可能性があります。「静かな」アルコール依存症は問題行動や犯罪などを犯して人に迷惑をかけることは少ないのですが、その人の人生の生産性、創造性ということを考えれば重大なマイナスになっていることが多いのです。始終酒ばかり飲んでいる人には、社会的に重要な仕事は任せられるはずもないわけです。またいろいろな生活上のストレスに対してもすぐに酒に逃避する癖がつき、生活の質を向上させるということもできないでしょう。しかし、この「静かな」アルコール依存症については、本人がそれでいいと思っているならまあいいじゃないかという考えも否定することはできません。このあたりは個人の人生観にある程度は任される部分とも言えます。

また酒乱が少ない社会はいい社会なのかという根本的な問題もあります。これはやはり程度の問題ということになるでしょう。飲酒についてモラルがあまりに厳しすぎるのもやや窮屈な感じがします。しかし日本においては犯罪の多くが飲酒時に犯されていることを考えると、もう少し飲酒についてのモラルがあっていいのではないかという気もします。本書ではこの問題に結論を出すということはしませんし、またできないわけですが、恐らく酒乱とはいかないまでも酒飲みが多く含まれると思われる読者諸氏には、本書がこうした飲酒問題について考えていただくきっかけになれば幸いだと思っています。

日本人の酒の飲み方

日本の田舎では共同体としての社会がまだ残っており、その中でアルコールを見境なしに飲むというような行動は起こしにくいように思います。実際そういうことをしたくても周囲が許してくれないでしょう。たとえば酒屋に行っても情報がすでに伝わっていて酒を売ってくれない、どこで酒を飲んでもばれてしまうなどの状況が想定されます。日本でもアルコール依存症を専門とする病院が少しずつ増えてきていますが、大変面白いことに田舎のアルコール専門病院の中で非常に治療成績の良い病院があります。これはどういうことかというと、やはり田舎では共同体としての社会がまだ残っているということが理由の一つではないかと考えています。

これに比べると共同体としての社会が崩壊し、一人一人の人間関係が希薄な大都会ではアルコール乱用に陥りやすいと考えられます。特に最近の日本社会をみていると、古い社会的な規範が時代にそぐわないという理由でどんどん切り捨てられています。一方でそれに代わる新しい規範が作られているかというと、必ずしもそうではありません。かつて見られたような儒教や仏教などの影響を受けた統一された社会的なモラルや習慣がなくなり、あらゆる生き方や考え方が個人個人の選択に委ねられるようになってきています。特に近代日本の人々の多くは無宗教といって差し支えないような状況にあり、欧米のキリスト教国などに比べると統一された社会的規範を持ちにくい状況があります。恐らくこういった状況はアルコール依存症が容易に起こりやすい環境を作り出しているのではないかと思われます。

もちろん一人一人が自由に生き方を選べる社会は最も進歩した形の社会であると思います。しかしこのような個人主義の時代に合った慣習やモラルを作っていく必要があるのではないか、またそうしなければ私たちは日本人としての文化やアイデンティティーを失っていくことになりはしないかという危惧を感じています。

私は、日本人がかつて持っていた仏教や儒教の影響を受けた伝統的な習慣やモラルをもう一度見直すべきではないかと思っています。仏教も儒教も長い時代の淘汰を経て生き残ってきた教えです。時代によって変わることと時代によって変わらないことがあると思います。根本に時代によって変わらない真理を置き、それらの教えが持っている時代に合わなくなってきた皮相な部分を修正した新しいモラルを作っていかなければならない、そんな気がしています。たとえば身分制度や封建制度に立脚した江戸時代は、現代社会に比較して特に個人の幸福や権利という点に関して大きな制約のある古い時代でした。

しかしその古く遅れた江戸時代にも武士道というモラルがありました。「正直なる事、高潔なる事、寛大なる事、約束を守る事、借金せざる事、逃げる敵を逐《お》わざる事、人の窮境に陥るを見て喜ばざる事等々、人生のたいていの問題は武士道をもって解決する」と内村鑑三は言っています。今の時代にそれに代わるものがあるでしょうか？

アルコールに話を戻せばアルコールが人体にどういった影響を及ぼすのかということ

について皆が正しい知識を持った上で、私たちは日本人としてどういった飲酒行動をとっていくべきなのか、どういったモラルが必要なのかということを一人一人が考えていかなければならないのではないかと思います。

11　上手な酒の楽しみ方

飲酒における自己責任

長々と酒と脳との関係について述べてきました。通読して頂いた方には全体として酒の害を主張した部分が多いという印象を持たれたのではないかと思います。冒頭に述べたように私は酒の効用――ストレスの解消や人間関係の潤滑剤といったものを決して否定するつもりはありません。むしろそういったものをある程度前面に出そうと思いながら書いてみた結果がこうなってしまったのです。やはり酒の乱用は慎むべしといった結論にならざるをえないのではないかと今感じています。

さて前にも触れたように久里浜式スクリーニングテストで2点未満の方については私は断酒するべきであるとは必ずしも思いません。これらの方に必要だと思うのは一人一人が自分は如何に酒とつきあって行くべきなのかということについて自分の考えを持ち、それに沿って自らの責任において行動するということではないかと思います。

一方で人は自分の健康を守るためだけに生きているわけではありません。危険の少ない飲酒量を守るかどうか、そしてこれを守らないのであればどこまでの量を自分に許すのかということは、その人個人が自主的に選択すべき問題です。私たちのこの立場は厳密に言えばアルコール依存症の患者さんに対しても変わることはありません。私たちはそれらの患者さんを治療するにあたって断酒を強くすすめますが、酒を飲み続けるかそれとも断酒するかという最終的な選択は、患者さんがあくまで主体的に行うべきものと考えています。私たちの病院において断酒の意志のない患者さんを入院させることがないのもそのためです。私たちの仕事はあくまで断酒したいという意志を持つ患者さんに対して、現在最も有効と思われる治療を提供することなのです。

A10神経を何に使う?

酒のもたらす快楽が脳のA10神経—側坐核を中心とする脳の報酬系と深く関連してい

るであろうことは前に述べました。しかしA10神経あるいは脳の報酬系は、はるか昔、少なくとも脊椎動物が出現した時期にはすでに存在していたはずです。したがってそれが存在する理由はもともと酒とは何の関連もないものです。本来、脳の報酬系は動物のさまざまな行動への動機や意欲と密接に関連したものです。特に動物の個々の生存を維持する食行動と種《しゅ》を維持する性行動への強い動機をもたらす理にかなった仕組なのです。そして人類の脳は、この報酬系をより複雑な行動に応用して文明を創造してきたのではないでしょうか？　そしてそうした創造的な行為こそ最も人間らしい、そして価値あるものなのではないでしょうか？

日常生活の中でA10神経のドーパミンを駆使して快感（充足感あるいは生きがい）を得ている行動として次の三つのものを挙げたいと思います。

（1）食行動・性行動のような本能的行動
（2）仕事や他の活動を介して他者や社会に対して貢献する行動
（3）ストレス解消や気分転換のための趣味的行動

（1）に対して大いにA10神経を活動させることは人間として最も自然なことです。そもそもこれが出来ないと精神衛生上の大きなストレスになり、精神に異常をきたしてしまうことにもなりかねません。

（1）に比べるとややむずかしいことですが、（2）のためにA10神経を活動させることができたらすばらしいことだと思いますし、それを目指すべきであるとも思っています。ストレス学説を提唱したセリエ博士の言葉を引用しておきましょう。「長く幸せな人生の鍵は、熱意をもって有意義な貢献をし、人の生活に喜びをもたらすプロジェクトや活動に参加することだ」（コヴィー著『7つの習慣』）

（3）のためにA10神経を使うことは当然必要なことですが、少なくともこれはあまり生産的な行為ではありません。したがってあくまで必要なときに補助的に行うべきではないかと思います。そして飲酒行動はこの（3）項に該当するわけですが、飲酒行動のさらなる問題は、A10神経を直接刺激してしまう、極めてお手軽かつ人工的な快感を生み出す方法であるという点です。このため他の趣味的行動と比較しても、体力をつけるとか知識が身につくなどの副次的な生産性はあまりないばかりか、依存や身体合併症というやっかいなおまけまでがついて回ります。このようなことからすれば、自分が必要とする最小限度の量で酒を楽しむというのが最も成熟した考え方なのではないでしょうか。

さて、酒は最小限度に楽しむべしという考えと対極に位置するのは「酒こそ人生である」「酒が人生最大の楽しみである」という考え方で、酒を飲むことについて何らの制限も設けない、創造的活動なんて自分には縁がない、飲めるだけ飲んで楽しもうという享楽的な生き方です。しかしその場合は、少数の酒に強い体質を持った人を除いて長生きはできないでしょう。酒の乱用を続ければ中年から老年にかけての比較的早い時期に心身ともにエタノールの毒のためにぼろぼろになり、きちんとした仕事もできなくなるばかりか、日常生活ですら他人に頼らなければならないような状態になることもまれではありません。自分のみならず家族や職場の同僚などに多大な迷惑をかけるようになるでしょう。さて皆さんはどういう飲み方を選びますか?

適正飲酒

アルコール医学の世界にも適正飲酒という言葉があります。いったいいかなる飲酒が適正なのか？　この章の冒頭にも述べたようにこれについては個人個人が自分で設定する他はないというのが私の考えです。しかし危険の少ない飲酒とは何かという問いに対しては一定の基準を作ることがある程度可能と思います。

国際的な適正飲酒の基準というものがあります。飲酒量については国際的に飲酒単位というものが定められていて、1単位はエタノール9gです。ビールで言えば約250ミリリットル、ワインでは1グラス（約125ミリリットル）です。国際的な適正飲酒は男性で1週間に28単位まで、女性では1週間に21単位までとなっています。しかしこれはいわゆる下戸遺伝子多型のまれな欧米人を対象としたものであり、これを下戸遺伝子多型が半数近くを占める日本人に当てはめることはできません。また日本人においては、アセトアルデヒドがたまりやすいと考えられるアルコール脱水素酵素の遺伝子多型も欧米人に比べ多くみられます。アセトアルデヒドは活性酸素の産生などを介して強い毒性を体に及ぼすと考えられますから、日本人に対しては欧米人よりも厳しい基準を設ける必要があります。一日日本酒1合程度という基準が時にいわれますが、下戸遺伝子を持つ人がこの量を飲んで安全だという保証はないように思います。このようなことから日本人を対象としてこのくらいまでは安全な量であるという画一的な基準を作るのはなかなか難しいのです。

一方、適正飲酒とは単純に定められた量を守るということのみでは達成されません。たとえば英国に代表されるように週末に大量に飲む場合ですね。平日には全く酒を口にせず、土曜日一日でビールを3リットルも飲んでしまう人の場合、飲酒運転をはじめとした様々なリスクがあります。したがって一度に大量に飲まないという条件もついてくるわけです。

以上のように適正飲酒については結論を出すことが難しいわけです。したがって今までのまとめとして本書では次のような「危険の少ない飲み方」を推奨しておきます。

1　酒はできるだけゆっくりと味わいながら飲むこと。

2　ブラックアウトを起こす酒量を経験から割り出し、その酒量を超えないようにすること。
3　必ずつまみを食べながら飲むこと。
4　昼、夜とも飲まないこと（昼飲んだら夜は止める）。夜は遅くとも12時には止めること。
5　仲間と外に出るときだけ飲むこと（一人では飲まないこと）。

最後に酒とのつきあい方の理想について、私の愛読書の一つである『菜根譚』の一編をここに示すことでお伝えしたいと思います。

「花は半開を看、酒は微酔に飲む、此の中に大いに佳趣あり。若《も》し爛熳酕醄《らんまんもうとう》に至らば、便《すなわ》ち悪境を成す」

（花は半開の五分咲きを見、酒は微酔のほろ酔い加減に飲む、此の中に何とも言えぬよい趣があるのである。もし花は必ず満開を見、酒は必ず泥酔に至るまで飲むというのでは、かえって醜悪な境界になる）

〈参考文献〉

『Cognitive Neuroscience, 2nd ed.』M.S.Gazzaniga, R.B.Ivry, G.R.Mangun, W.W.Norton & Company, 2002

『The diagnosis of stupor and coma』F.Plum, J.B.Posner, FA Davis Company, 1980

『医科生理学展望』ウィリアム・F・ガノング、松田幸次郎他訳、丸善、1988

『アルコール医療入門』白倉克之・丸山勝也編、新興医学出版社、2001

「急性アルコール中毒」杠岳文・河野裕明他編『我が国のアルコール関連問題の現状』所収、厚生省保健医療局精神保健課監修、厚健出版、1993

『アルコール臨床ハンドブック』斎藤学・高木敏編、金剛出版、1982

『久里浜「アルコール病棟」より』河野裕明、東峰書房、1992

『アルコーリズム　社会的人間の病気』なだいなだ、朝日文庫、1999

『医者いらずの酒飲み読本』トマス・スタッタフォード、柴田京子訳、河出書房新社、1998

『脳内麻薬と頭の健康』大木幸介、講談社ブルーバックス、1988
『ストレスとはなにか』田多井吉之介、講談社ブルーバックス、1974
『遺伝子の謎を楽しむ本』中村祐輔監修、PHP文庫、2002
『脳の話』時実利彦、岩波新書、1962
『脳と実在』ジョン・C・エックルス、鈴木二郎・宇野昌人訳、紀伊國屋書店、1981
『7つの習慣』スティーブン・R・コヴィー、ジェームス・J・スキナー・川西茂訳、キング・ベアー出版、1996
『菜根譚』今井宇三郎訳注、岩波文庫、1975
『幸福論　第二部』カール・ヒルティ、草間平作・大和邦太郎訳、岩波文庫、1962
『内村鑑三文明評論集㈣』山本七平編、講談社学術文庫、1978
『言志四録㈢』佐藤一斎、川上正光全訳注、講談社学術文庫、1980

〈参考ウェブ・サイト〉

『ALCOHOL AND SOCIETY. How Culture Influences the Way People Drink』S.Peele, A. Brodsky, The Stanton Peele Addiction Web Site (http://www.peele.net/lib/sociocul.html)

「Women and Alcohol」「Alcohol-Related Birth Defects」「Alcohol and Stress」「Alcohol and Craving」Alcohol Research & Health, National Institute on Alcohol Abuse and Alcoholism (http://www.niaaa.nih.gov/publications/aharw.htm)

図版・図表
提供　著者
製作　株式会社ゾーン

眞先敏弘　1961(昭和36)年、兵庫県生まれ。東京大学医学部医学科卒業。東大医学部神経内科、虎の門病院などを経て、国立療養所久里浜病院神経内科医長。現在、ロックフェラー大学に研究留学中。

新潮新書

048

酒乱《しゅらん》になる人《ひと》、ならない人《ひと》

著　者　眞先敏弘《まさきとしひろ》

2003年12月15日　発行
2019年５月30日　４刷

発行者　佐　藤　隆　信

発行所　株式会社新潮社
〒162-8711　東京都新宿区矢来町71番地
編集部(03)3266-5430　読者係(03)3266-5111
http://www.shinchosha.co.jp

印刷所　株式会社光邦
製本所　株式会社大進堂

ISBN978-4-10-610048-2 C0247

Ⓢ新潮新書

002 漂流記の魅力　吉村 昭

海と人間の苛烈なドラマ、「若宮丸」の漂流記。難破遭難、ロシアでの辛苦の生活、日本人初めての世界一周……それは、まさに日本独自の海洋文学と言える。

003 バカの壁　養老孟司

話が通じない相手との間には何があるのか。「共同体」「無意識」「脳」「身体」など多様な角度から考えると見えてくる、私たちを取り囲む「壁」とは——。

011 アラブの格言　曽野綾子

神、戦争、運命、友情、貧富、そしてサダム・フセインまで——。530の格言と著者独自の視点で鮮明になる、戦乱と過酷な自然に培われた「アラブの智恵」とは。

025 安楽死のできる国　三井美奈

永遠に続く苦痛より、尊厳ある安らかな死を。末期患者に希望を与える選択肢は、日本でも合法化されるのか。先進国オランダに見る「最期の自由」の姿。

042 サービスの天才たち　野地秩嘉

高倉健を魅了するバーバーショップから、有名人御用達タクシーまで。名もなき達人たちのプロフェッショナルなサービス、お客の心を虜にする極意とは!?

Ⓢ新潮新書